Windmüller

Borderline – Das Selbsthilfe-Buch für Angehörige

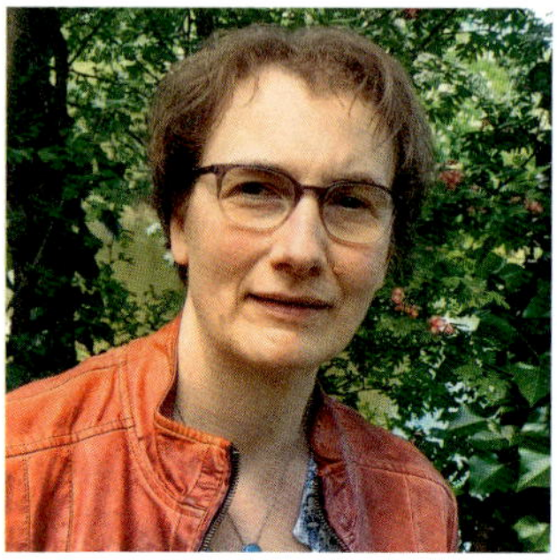

CHRISTA WINDMÜLLER ist Heilpraktikerin und beschäftigt sich seit vielen Jahren mit psychischen Erkrankungen und den Auswirkungen auf die Angehörigen. Die ganzheitliche Betrachtung des Menschen ist ihr dabei ebenso wichtig wie die Aktivierung der Selbstheilungskräfte durch alternative Heilmethoden. Sie schreibt Fachartikel und Ratgeber. Ehrenamtlich arbeitet sie im Moderatorenteam des Zentrums für Borderline-Angehörige Köln.

DANK

Ohne die Angehörigen, die offen und ehrlich über sich erzähl(t)en, würde es dieses Buch nicht geben. Auch nicht ohne Kai, der mich immer wieder zum Schreiben animierte. Ganz herzlichen Dank für euer Vertrauen! Ein ebenfalls ganz großes Danke für die Fallberichte und die berührenden Momente geht an die Menschen hinter den Pseudonymen: Nicole, Mino, Matthias, Sophie, Priska, Sybille, Ivonne, Julia und Josefine. Und nicht zuletzt ein ganz herzliches Danke an Ralf für das unermüdliche Korrekturlesen, die Anregungen und die Kunst, sechs Akupunkturpunkte richtig zu verorten.

Christa Windmüller

Borderline – Das Selbsthilfe-Buch für Angehörige

Durch mehr Selbstfürsorge
und Stabilität im Alltag
zu einem positiven Miteinander

TRIAS

Willst Du das Land in Ordnung bringen,
so musst Du zuerst die Provinzen in Ordnung bringen.
Willst Du die Provinzen in Ordnung bringen,
so musst Du zuerst die Städte in Ordnung bringen.
Willst Du die Städte in Ordnung bringen,
so musst Du zuerst die Familien in Ordnung bringen.
Willst Du die Familien in Ordnung bringen,
so musst Du zuerst Deine Familie in Ordnung bringen.
Willst Du Deine Familie in Ordnung bringen,
so musst Du zunächst Dich selbst in Ordnung bringen.

(Aus China)

Liebe Leserin, lieber Leser,

Borderline ist ein häufig beschriebenes Krankheitsbild, auf dem immer noch ein Stigma liegt. Leider. Die Symptome können ebenso schwerwiegend wie belastend sein – für die Betroffenen und für die Angehörigen. Sie halten nun ein Buch in den Händen, das sich in erster Linie an die Angehörigen richtet – an Partnerinnen und Partner, an erwachsene Kinder, an Eltern und an Geschwister von Menschen mit einer Borderline-Persönlichkeitsstörung.

Vielleicht haben Sie schon viel über Borderline gelesen und wissen viel über die Erkrankung und was den Betroffenen »hilft«. Obwohl Menschen doch unterschiedlich reagieren und selten das tun, was andere wollen. Vielleicht suchen Sie nach weiteren Antworten oder Möglichkeiten, um eine Veränderung herbeizuführen. Vielleicht stehen Sie aber auch an einem Punkt, an dem Sie bei sich selbst beginnen möchten – bei Ihrer Angst, bei Ihrer Wut, bei Ihren Zweifeln und bei Ihren Verletzungen. Und plötzlich können sich ganz andere Fragen ergeben: Was kann ich verändern? Wo soll ich beginnen? Darf ich überhaupt an mich denken? Oder was kann ich zu einem positiven Miteinander beitragen?

VOM VERSTEHEN ZUM VERÄNDERN Das Buch soll Sie dabei unterstützen, sich selbst auf die Spur zu kommen. Dazu erhalten Sie Einblicke in die Borderline-Persönlichkeitsstörung, in die individuellen Schwierigkeiten der Angehörigen und in die jeweiligen Verstrickungen.

Und um die vielbeschriebene Theorie nachvollziehbar zu machen, berichten Angehörige aus ihrem Leben. Es mag sein, dass Sie sich und Ihre eigenen Beziehungsmuster, die Sie womöglich »immer wieder« beschäftigen, teilweise in den Beispielen wiedererkennen. Alle Fallberichte sind authentisch und basieren auf Interviews und Erzählungen. Zum Schutz der Beteiligten und um ausreichend Anonymität zu gewährleisten, sind die Namen und persönlichen Details verändert.

Im hinteren Teil des Buches können Sie selbst aktiv werden – und an Ihren jeweiligen Anliegen und Zielen arbeiten. Neben verschiedenen Anregungen und Techniken zur Selbstreflexion finden Sie dort eine Auswahl bewährter Methoden zur Persönlichkeitsentwicklung und zum Selbst-Coaching. Probieren Sie sich gern aus.

Ich wünsche Ihnen viel Kraft!

Herzlichst,
Christa Windmüller

ERSTER TEIL

Persönlichkeits- störungen und Borderline

Persönlichkeits-störungen

Persönlichkeitsstörungen gibt es viele. Sie unterscheiden sich durch bestimmte Merkmale und Verhaltensweisen, die die Betroffenen an den Tag legen. Und manchmal können die jeweiligen Merkmale und Verhaltensweisen sich ähneln oder sich überschneiden, auch mit anderen Erkrankungen, sodass eine eindeutige Zuordnung schwierig ist. Doch ab wann und warum weicht eine Persönlichkeit vom »Normalen« ab?

Menschen haben eine Persönlichkeit

Menschen unterscheiden sich durch ihre ganz eigene, individuelle Persönlichkeit voneinander. Und diese individuelle Persönlichkeit wiederum besteht aus verschiedenen Merkmalen beziehungsweise Persönlichkeitszügen, etwa der für jemanden typischen Art zu denken, zu fühlen, wahrzunehmen und mit zwischenmenschlichen Beziehungen umzugehen. So steuert die Persönlichkeit eines Menschen auch sein Verhalten in bestimmten Situationen und macht es erklär- und mitunter gar vorhersehbar. Insgesamt sorgt die Persönlichkeit eines Menschen für sein Zurechtkommen im Leben. Die Entwicklung der Persönlichkeit beginnt im Kindesalter – und dauert nach aktuellem Kenntnisstand ein Leben lang fort.

Was sind Persönlichkeits-störungen?

Bei Menschen mit einer gesunden Persönlichkeit sind die Persönlichkeitszüge oder -merkmale so entwickelt, dass sie sich wechselnden Situationen und Umgebungsbedingungen zumeist anpassen können und ihr Verhalten damit den Erwartungen der sozialen Umwelt entspricht. Sie sind flexibel.

Menschen mit einer Persönlichkeitsstörung (PS) fehlt diese Flexibilität. Bei ihnen ist ein Persönlichkeitszug oder -merkmal so sehr ausgeprägt und dominant, dass sie sich nicht anpassen können. Ihr inneres Erleben und Verhalten weicht meist deutlich von den Erwartungen der sozialen Umwelt ab – was für beide Seiten sehr leidvoll sein kann. Dies kann etwa die Denkmuster, die Affekte, also kurzzeitige und intensive Gefühlsregungen, die Impulskontrolle oder die Beziehungsgestaltung betreffen. Jene Abweichungen treten nicht wie bei gesunden Persönlichkeiten gelegentlich auf, sondern sie überdauern und sind stabil.

Und je nach Art der vorliegenden Persönlichkeitsstörung unterscheiden sich die Verhaltensmuster. Ein Mensch mit einer narzisstischen Persönlichkeitsstörung reagiert auf Kritik vielleicht überlegen und entwertend, ein Mensch mit einer Borderline-Persönlichkeitsstörung vielleicht mit Wut und Aggression, während ein Mensch ohne Persönlichkeitsstörung zumeist konstruktiv mit Kritik umgehen kann.

Die starren, unflexiblen Verhaltensmuster beginnen meist im Jugendalter, mitunter schon vorher, und können in der Folge zu massiven Konflikten im sozialen, privaten und beruflichen Umfeld führen. Von den Betroffenen selbst werden die in verschiedenen Situationen immer wieder auftretenden unflexiblen Verhaltensmuster zwar oft als quälend erlebt, aber eher nicht als krankhaft oder als Störung eingeordnet. Persönlichkeitsstörungen beginnen und festigen sich in der Regel nicht erst im späteren Erwachsenenalter.

Wie entstehen Persönlichkeitsstörungen?

Die Entstehung von Persönlichkeitsstörungen ist multifaktoriell. Meist kommen mehrere Faktoren zusammen, die zur Entwicklung der jeweiligen Persönlichkeitsstörung beitragen oder diese begünstigen können. Hierzu zählen etwa genetische Aspekte und psychosoziale Einflüsse, wie ein ungünstiger Erziehungsstil oder ungünstige Bindungserfahrungen in der frühen Kindheit, vielleicht einhergehend mit einer mangelnden, für die Entwicklung einer stabilen Persönlichkeit notwendigen Bedürfnisbefriedigung des Kindes. Auch Gewalterfahrungen können eine Rolle spielen. Allerdings gibt es auch Fälle ohne entsprechende Vorgeschichte.

Was sind Persönlichkeitsänderungen?

Anders verhält es sich bei andauernden Persönlichkeitsänderungen. Sie unterscheiden sich von Persönlichkeitsstörungen und beginnen in der Regel nicht im Kindes- oder Jugendalter. Vielmehr treten andauernde Persönlichkeitsänderungen nach Belastungserlebnissen auf, die extrem schwer sind oder lang anhalten, etwa nach Geiselhaft, Folter oder Konzentrationslager. Sie können somit die Folge schwerster Traumatisierungen sein. Weiterhin können andauernde Persönlichkeitsänderungen nach schweren psychischen Erkrankungen vorkommen oder als Folge von Hirnerkrankungen oder Hirnverletzungen.

Eine Persönlichkeitsstörung kommt selten allein

Persönlichkeitsstörungen lassen sich unter Umständen schwer voneinander abgrenzen oder überschneiden sich. Obwohl sich die einzelnen Persönlichkeitsstörungen durch bestimmte Merkmale kennzeichnen, kann eine klare und eindeutige Diagnose bisweilen schwierig sein. So finden sich zum Beispiel

- bei der Borderline-Persönlichkeitsstörung überdauernde Muster instabilen, impulsiven und ambivalenten Verhaltens,
- bei der narzisstischen Persönlichkeitsstörung überdauernde Muster mangelnden Einfühlungsvermögens, von Selbstverliebtheit und des Verlangens nach Bewunderung,
- bei der dissozialen (oder antisozialen) Persönlichkeitsstörung überdauernde Muster des Missachtens von Normen und Rechten und der Grenzen anderer sowie
- bei der histrionischen Persönlichkeitsstörung überdauernde Muster theatralischen Verhaltens und des Strebens nach Aufmerksamkeit.

Weiterhin abzugrenzende Persönlichkeitsstörungen sind etwa die paranoide, die schizotype, die schizoide, die ängstliche (oder vermeidende), die abhängige (oder dependente) und die zwanghafte (oder anankastische) Persönlichkeitsstörung.

Was sind Komorbiditäten?

Zu den jeweiligen Persönlichkeitsstörungen treten häufig weitere Erkrankungen hinzu, sogenannte Komorbiditäten. Hierbei kann es sich zum Beispiel um Essstörungen, Depressionen oder Suchterkrankungen handeln. Komorbiditäten können mitunter sehr ausgeprägt sein. So spielen bei Borderline-Persönlichkeitsstörungen wie auch bei narzisstischen, antisozialen und histrionischen Persönlichkeitsstörungen etwa Suchterkrankungen eine wesentliche Rolle.

Sind Persönlichkeitsstörungen behandelbar?

Früher wurde davon ausgegangen, dass Persönlichkeitsstörungen tief verwurzelt und schwer behandelbar sind und dementsprechend dauerhaft bestehen bleiben. Inzwischen gilt das nicht mehr so streng. Die Forschung ist, wie bei anderen Erkrankungen auch, vorangeschritten und zu neuen Erkenntnissen gelangt. Die unterschiedlichen Persönlichkeitsstörungen bedürfen mitunter unterschiedlicher Therapieansätze, jedoch kann mittels der gegenwärtig verfügbaren Psychotherapieverfahren vielfach eine deutliche Besserung der Symptomatik erreicht werden. Insbesondere bei der Behandlung von Borderline-Persönlichkeitsstörungen konnten in den vergangenen Jahren große Fortschritte erzielt werden. Da es bei Persönlichkeitsstörungen jedoch häufig zu Komorbiditäten kommt, müssen diese ebenfalls in die Behandlung einbezogen werden.

Die Klassifikation psychischer Störungen

Die ICD-10 und ICD-11 sowie das DSM-5 sind die derzeit aktuellen Diagnose- und Klassifikationssysteme, welche für die Zuordnung von psychischen Störungen verwendet werden. Auf diese Systeme wird sich in Klinik und Praxis gestützt, um Diagnosen zu stellen oder zu bestätigen.

Die ICD-10 meint die zehnte Auflage der Internationalen statistischen Klassifikation der Krankheiten und verwandter Gesundheitsprobleme (engl. International Statistical Classification of Diseases and Related Health Problems) – sie wurde unter Führung der WHO (engl. World Health Organization; Weltgesundheitsorganisation) erarbeitet und wird vornehmlich von den Mitgliedsstaaten der WHO genutzt. Die elfte Auflage (ICD-11) trat 2022 in Kraft – mit einer Übergangszeit von mindestens fünf Jahren. Bis zur Einführung der ICD-11 kann die zehnte Auflage verwendet werden.

Das DSM-5 meint die fünfte Auflage des Diagnostischen und Statistischen Manuals psychischer Störungen (engl. Diagnostic and Statistical Manual of Mental Disorders). Es wird in Deutschland nicht für die Diagnosestellung genutzt, sondern eher in Forschung und Praxis für detailliertere Kriterienbeschreibungen herangezogen. In den USA spielt das DSM-5 eine wesentliche Rolle bei der Definition psychischer Störungen.

Entsprechend dieser beiden Klassifikationssysteme können nun die Differenzierungen und Informationen um die psychischen Störungen etwas variieren. Da die Diagnose- und Klassifikationssysteme im medizinischen Alltag unumgänglich sind, werden sie im Folgenden kurz dargestellt. Die sich hiernach anschließenden Kapitel basieren nicht oder nur teilweise auf diesen Systemen.

Persönlichkeitsstörungen und Borderline in der ICD-10

Um die Diagnose einer bestimmten Persönlichkeitsstörung nach der ICD-10 zu festigen, müssen verschiedene Kriterien bezüglich der Symptome sowie deren Anzahl erfüllt sein. Sind diese Kriterien nicht vollständig erfüllt oder weichen von den Vorgaben ab, wird es schwierig mit der Zuordnung und mit einer eindeutigen (offiziell bestätigten) Diagnose. Auch die Schwere der Störung lässt sich nach der ICD-10 nicht erfassen.

In der ICD-10 wird von einer emotional instabilen Persönlichkeitsstörung ausgegangen. Jene wird nochmals in sogenannte Subtypen differenziert: in einen impulsiven Typ und einen Borderline-Typ. Beide Typen kennzeichnen sich durch bestimmte Merkmale:

- Die emotionale Instabilität ist beim impulsiven Typ wie auch beim Borderline-Typ vorhanden.
- Der impulsive Typ zeigt daneben in der Regel ein impulsives Verhalten beziehungsweise impulsive Ausbrüche – insbesondere bei Kritik durch andere –, ohne dabei die Konsequenzen zu berücksichtigen.
- Der Borderline-Typ weist neben der emotionalen Instabilität die Symptome des impulsiven Typs auf und zeigt zudem noch weitere Symptome, etwa ein unklares Selbstbild, unklare Ziele, Angst vor dem Verlassenwerden, Selbstverletzungen oder anhaltende Gefühle von Leere.

Persönlichkeitsstörungen und Borderline in der ICD-11

In der ICD-11 erfolgt keine kategoriale Betrachtung der einzelnen Persönlichkeitsstörungen mehr. Stattdessen geht es um eine dimensionale Beschreibung von Funktionsbeeinträchtigungen und Schweregraden. So werden die einzelnen Persönlichkeitsstörungen nun nicht mehr unterschieden, sondern in der Rubrik »Persönlichkeitsstörung« zusammengefasst. Lediglich die Borderline-Persönlichkeitsstörung bildet eine Ausnahme und wird beibehalten. Eine »Persönlichkeitsstörung« wird in der ICD-11 anhand der vorliegenden Beeinträchtigungen in drei Schweregradstufen unterteilt – auch hier müssen für die Diagnose verschiedene Kriterien erfüllt sein.

Persönlichkeitsstörungen im DSM-5

Im DSM-5 wird die Einteilung von Persönlichkeitsstörungen nach Hauptgruppen (Clustern) vorgenommen – ausgehend von den typischen Erlebens- und Verhaltensmustern:

- Cluster A umfasst die Störungen mit den Merkmalen »sonderbar, exzentrisch«. Hierunter fallen die paranoide, die schizoide und die schizotype Persönlichkeitsstörung.

– Cluster B umfasst die Störungen mit den Merkmalen »dramatisch, emotional, launisch«. Hierunter fallen die antisoziale (in der ICD-10: dissoziale) Persönlichkeitsstörung, die Borderline-Persönlichkeitsstörung (eine Differenzierung findet im DSM-5 nicht statt), die histrionische und die narzisstische Persönlichkeitsstörung. (Im DSM-5 wird die narzisstische Persönlichkeitsstörung aufgeführt, welche in der ICD-10 nicht explizit erwähnt beziehungsweise unter »andere/sonstige spezifische Persönlichkeitsstörungen« abgehandelt wird.)
– Cluster C umfasst die Störungen mit den Merkmalen »ängstlich, furchtsam«. Hierunter fallen die vermeidend-selbstunsichere (in der ICD-10: ängstliche [vermeidende]) Persönlichkeitsstörung, die abhängige oder dependente (in der ICD-10: abhängige [asthenische]) Persönlichkeitsstörung und die zwanghafte (in der ICD-10: anankastische) Persönlichkeitsstörung.

Wie in der ICD-10 müssen auch im DSM-5 bestimmte diagnostische Kriterien erfüllt sein, um ein Störungsbild zu festigen. Überschneidungen der Persönlichkeitsstörungen kommen über die verschiedenen Cluster hinweg vor.

Borderline im DSM-5

Im DSM-5 wird die Borderline-Persönlichkeitsstörung nicht wie in der ICD-10 differenziert, sondern vielmehr als solche benannt und beschrieben. Zu den diagnostischen Kriterien bezüglich der Symptome zählen zum Beispiel:

– instabile und intensive zwischenmenschliche Beziehungen, geprägt von dem Wechsel zwischen Idealisierung und Entwertung
– Vermeiden des Verlassenwerdens
– Instabilität des Selbstbilds und der Selbstwahrnehmung
– Selbstverletzungen oder suizidale Handlungen
– unangemessene, heftige Wut oder Schwierigkeiten, die Wut zu kontrollieren
– affektive Instabilität infolge einer ausgeprägten Reaktivität der Stimmung
– chronisches Gefühl innerer Leere

Die Borderline-Persönlichkeits-störung

Die Borderline-Persönlichkeitsstörung ist eine schwere und komplexe Erkrankung, die mit großem Leid verbunden sein kann und auf der bis heute ein Stigma liegt. Mittlerweile ist die Erkrankung jedoch gut behandelbar und vielen Betroffenen gelingt ein lebenswertes Leben.

Warum eigentlich »Borderline«?

Der Begriff Borderline stammt aus dem Englischen und bedeutet Grenzlinie oder auf der Grenze. Ihren Namen erhielt die Borderline-Störung daher, dass sich die Symptome auf der Grenze zwischen Neurose und Psychose bewegen. Bei einer Neurose bleibt der Realitätsbezug stets erhalten und die Betroffenen sind sich ihrer seelischen Probleme, zum Beispiel Ängste oder Zwänge, bewusst. Während bei einer Psychose zumindest kurzfristig der Bezug zur Realität gestört ist oder verloren geht, zum Beispiel bei Halluzinationen. Heute gilt die Borderline-Störung mit ihren Symptomen »auf der Grenze« als Persönlichkeitsstörung.

Borderline ist nicht gleich Borderline

Borderline ist eine schwere und komplexe Erkrankung, weshalb das Symptombild unterschiedlich ausfallen kann. So unterschiedlich wie Menschen eben sind. Bei manchen Betroffenen können die Symptome insgesamt ausgeprägter sein als bei anderen, und bei den nächsten können andere Symptome im Vordergrund stehen. Ein Teil der Betroffenen weist einzelne Symptome gar nicht auf, während ein anderer diese durchaus aufweist. Wieder andere leiden still, ziehen sich zurück und machen vieles mit sich selbst aus. Auch die Reaktionen auf Außenreize können individuell und mitunter doch sehr ähnlich sein.

Gemein ist den Betroffenen, dass es sich um überdauernde Muster in ihrem Erleben und Verhalten handelt. Nichtbetroffene können bisweilen sogar ähnlich empfinden und reagieren. Bei Letzteren sind diese Zustände aber eher kurzfristig und weniger leidvoll.

Symptome der Borderline-Persönlichkeitsstörung

Bei den Betroffenen steht eine Störung der Emotionsregulation im Vordergrund. So ist es ihnen kaum möglich, angemessen mit ihren Gefühlen umzugehen, sie zu kontrollieren oder zu steuern. Das kann zum Beispiel bedeuten, dass Betroffene auf kleinste Auslöser beziehungsweise Außenreize ebenso schnell wie heftig und intensiv reagieren und dieser emotionale Zustand erst mal anhält. Auf eine Terminverschiebung reagieren Betroffene vielleicht mit totaler Verzweiflung oder anderen Gefühlen, während Nichtbetroffene den Termin schlicht ändern.

Allerdings kann diese Stimmung oder Emotion auch rasch wechseln. Die Stimmungsschwankungen können extrem sein. Oft gelingt es den Betroffenen nicht, die ohnehin intensiv erlebten Gefühle oder Gefühlszustände, etwa Wut, Angst, Scham, Verzweiflung oder Trauer, zu unterscheiden. Jene Gefühlszustände scheinen nicht kontrollierbar, was zu kaum aushaltbaren inneren Spannungszuständen führen kann, die nicht einfach vorübergehen. Dies kann bis hin zu dissoziativen Zuständen führen, in denen Betroffene zum Beispiel ihren Körper anders oder verzerrt wahrnehmen, keine Schmerzen mehr empfinden, Geräusche dumpf klingen oder sie vielleicht nicht mehr laufen können. Auch paranoide Vorstellungen sind möglich.

Die Betroffenen beeinflussen oder reduzieren die unerträglichen Spannungszustände nun, indem sie sich etwa selbst verletzen oder anderweitig selbst schädigen. Dies kann zum Beispiel durch Schneiden, den Kopf an die Wand schlagen oder das Zufügen von Verbrennungen geschehen. Oder durch Alkohol- und Substanzmissbrauch, Essattacken oder Hochrisikoverhalten wie rücksichtsloses Autofahren, auf Brückengeländern balancieren oder ungeschützten Geschlechtsverkehr haben.

Weitere Symptome

Die Betroffenen können eine innere Leere beklagen. Zudem wissen viele Betroffene gar nicht, wer sie eigentlich sind oder was ihre Ziele sind. Hinzukommen können Selbsthass, Selbstentwertung oder Gedanken wie »alle anderen sind besser als ich« oder »ich bin nicht gut genug«. Manche Betroffene sind impulsiv – oft ohne über die Konsequenzen nachzudenken –, aggressiv, auf der Suche nach Streit oder kritikempfindlich.

Auf der Beziehungsebene können Nähe-Distanz-Probleme eine Rolle spielen. So können etwa gleichzeitig die extreme Angst vor dem Verlassenwerden bestehen, die Sehnsucht nach Nähe und die Angst vor Nähe. Dies kann zu erheblichen Konflikten und Missverständnissen führen, zu Wut oder anderen Emotionen und zum Schwanken zwischen Idealisierung und Entwertung. Mitunter kommen die Betroffenen einem (vielleicht vermeintlichen) Alleingelassen- oder Verlassenwerden zuvor, indem sie andere Menschen verlassen, um sich auf diese Weise dem Schmerz zu entziehen. Selbstunsicherheit, etwa die Angst vor Ablehnung oder Zurückweisung, und Unbeständigkeit können die Betroffenen ebenfalls beschäftigen. Daneben können feste Strukturen wie Schule, Ausbildung oder Studium Schwierigkeiten bereiten.

Suizidalität

Suizidgedanken, Suiziddrohungen oder Suizidversuche kommen bei Borderline-Betroffenen häufig vor. Ein suizidales Verhalten tritt bei ca. 70 % der Betroffenen im Lauf der Erkrankung auf. Bei Suizidversuchen handelt es sich in der Regel um die Absicht, das Leben zu beenden, weil ein Weiterleben so nicht möglich oder aushaltbar ist. Oder auch etwa, um die unerträglichen inneren Spannungszustände zu beenden oder bei sehr intensiven Scham- oder Schuldgefühlen. Durch Suizid sterben ca. 5–8 % der Betroffenen.

Probleme bei der Diagnosestellung

Mehr oder weniger ausgeprägte Borderline-Symptome können sich in beinahe jedem Lebensalter zeigen. Ein erstes Auftreten kann unter Umständen schon mit Beginn der Pubertät erfolgen, zum Beispiel durch starke Stimmungsschwankungen oder Selbstverletzungen. Allerdings sind nicht alle Menschen, die Borderline-Symptome oder -Muster aufweisen, diagnostiziert. Vielleicht, weil die Diagnosekriterien nicht genügen oder es den Betroffenen nicht gelingt, ihre Symptome einzuordnen. Wieder andere möchten dies auch nicht. Einige sind mit anderen Diagnosen unterwegs und erhalten daher nicht die spezifische Therapie, die sie eventuell bräuchten. Und bei manchen Menschen, etwa der älteren Generation, kann das Verständnis für psychische Erkrankungen und Psychotherapie fehlen.

Wie häufig ist Borderline?

Geschätzt tritt Borderline bei ca. 2 % der Gesamtbevölkerung auf. Frauen und Männer sind wahrscheinlich ähnlich häufig betroffen, Frauen werden jedoch häufiger diagnostiziert. Dies kann etwa daran liegen, dass Frauen psychologischer Unterstützung offener gegenüberstehen und sich eher darum bemühen, während Männer vielleicht aufgrund eines impulsiven Verhaltens zu Aggressionen und Straftaten neigen, meist mit entsprechenden Folgen.

Wie entsteht Borderline?

Bei der Entstehung einer Borderline-Persönlichkeitsstörung können verschiedene Faktoren zusammenkommen. So werden etwa genetische/biologische und psychosoziale Einflüsse angenommen. Eine wesentliche Rolle spielen Gewalterfahrungen körperlicher, sexueller und/oder emotionaler Art in der Kindheit, aber auch fehlende konstante Bindungserfahrungen, Vernachlässigung, Verlusterfahrungen, Trennungen oder ein ungünstiger Erziehungsstil.

Traumatische Erlebnisse in der Kindheit müssen allerdings nicht zwangsläufig zur Entwicklung einer Borderline-Persönlichkeitsstörung führen. Und umgekehrt: Nicht alle Betroffenen müssen traumatische Erfahrungen gemacht haben – mitunter gibt es keine Erklärung.

Je nach Schule oder Psychotherapieansatz können die Sichtweisen zur Entstehung der Erkrankung variieren. Im Folgenden werden zwei Modelle – die Objektbeziehungstheorie nach Mahler und die Biosoziale Theorie nach Linehan – näher beleuchtet.

Objektbeziehungstheorie nach Mahler

Die Objektbeziehungstheorie stammt aus der Psychoanalyse und befasst sich mit der frühen kindlichen Entwicklung. Das Modell geht auf Margaret Mahler (1897–1985), eine ungarisch-US-amerikanische Psychoanalytikerin und Kinderärztin, zurück. Im Vordergrund steht dabei die sogenannte Objektkonstanz, die Borderline-Betroffene häufig nicht ausbilden können.

Die Phasen der frühen kindlichen Entwicklung

Laut Mahler findet die psychische Entwicklung eines Kindes in mehreren Phasen statt. Demnach ist es für eine gesunde psychische Entwicklung des Kindes wichtig, alle Phasen erfolgreich zu durchlaufen. Die eigentliche Objektkonstanz bildet sich etwa zwischen dem 25. und 36. Lebensmonat aus.

Die vorherigen Phasen der kindlichen Entwicklung sind ebenfalls bedeutsam. Bereits hier beginnt das Kind, sich von der Mutter (oder anderen engen Bezugsperson) abzulösen und ein Ich-Gefühl auszubilden. Es lernt, sich als von der Mutter getrenntes Wesen wahrzunehmen und beginnt zwischen sich und anderen zu unterscheiden – es beginnt, Grenzen zwischen sich und anderen zu ziehen. Als problematisch für das Kind erweist sich dabei jedoch das Dilemma zwischen dem Wunsch nach Selbstständigkeit auf der einen Seite und dem Wunsch nach Nähe und Zuwendung auf der anderen. Weiterhin ergibt sich ein Zwiespalt zwischen der Angst, von der Mutter verschlungen und der Angst, von der Mutter verlassen zu werden.

Gleichzeitig erlebt das Kind seine Mutter, wie auch andere Personen aus dem Umfeld, nicht als ein einzelnes Individuum, sondern als zwei separate Individuen. Hierbei trennt das Kind die gute Mutter von der schlechten Mutter. Die gute Mutter ist einfühlsam oder tröstet es, während die schlechte Mutter gerade nicht in der Nähe ist oder es nicht trösten kann. Die Momente, in denen die Mutter nicht greifbar ist, versetzen das Kind in Angst und Verzweiflung, weil es davon ausgeht, dass die Mutter endgültig verschwunden ist. Das Kind weint und reagiert mit Wut, um den Zustand umzukehren. Mit der Zeit lernt das Kind, die Mutter als eine einzige Person wahrzunehmen, die sowohl positive als auch negative Merkmale besitzt. Es spaltet die Mutter, wie auch andere Personen aus dem Umfeld, nicht mehr in zwei einzelne Individuen, die entweder gut oder schlecht sind.

Die Ausbildung der Objektkonstanz

Im nächsten Schritt lernt das Kind, eine Objektkonstanz (oder Objektpermanenz) zu entwickeln. Es lernt, mit der Verlustangst umzugehen und erkennt, dass die Mutter zurückkommt, selbst wenn sie vorübergehend körperlich abwesend ist. Die Mutter verschwindet nicht mehr endgültig aus seiner Welt. Das Kind beginnt, die Frustration und die Zerrissenheit der Gefühle, die Ambivalenz, auszuhalten. Neben der Mutter spielen nun auch der Vater und andere Menschen zunehmend eine Rolle. Ferner lernt das Kind zu teilen und mitzuempfinden.

Borderline-Betroffenen gelingt es häufig nicht, diese Objektkonstanz auszubilden, da auch schon die vorherigen Entwicklungsphasen nicht erfolgreich abgeschlossen werden konnten. Die Mütter Betroffener sind oftmals tatsächlich nicht anwesend, mitunter auch über längere Zeit nicht, oder sie stoßen die Kinder weg, womöglich aufgrund ihrer eigenen Geschichte.

So lernen Betroffene nicht, dass ihre Mutter zu gegebener Zeit zurückkommt, und machen dementsprechend tiefe Verlusterfahrungen, wenn die Mutter körperlich abwesend ist. Diese Angst vor dem Verlassenwerden zieht sich fort. Oder die Angst vor Nähe, woraufhin ja das Verlassenwerden folgt. Oder auch die Angst vor Nähe, vor dem Verschlungenwerden, weil die Mutter vielleicht nicht zulassen konnte, dass das Kind sich entwicklungsgerecht ablöst.

Daneben kann die Integration von positiven und negativen Gefühlszuständen meist nicht stattfinden, sodass das Spalten in Gut und Böse weiterhin eine Rolle spielt, ebenso das Schwanken zwischen Idealisierung und Entwertung.

Biosoziale Theorie nach Linehan

Das Modell der Biosozialen Theorie wurde von Marsha Linehan, einer US-amerikanischen Psychologin, geboren 1943, aufgrund ihrer eigenen Borderline-Problematik entwickelt. Die Biosoziale Theorie stellt die Basis der Dialektisch-Behavioralen Therapie (DBT) dar, ein spezifisches verhaltenstherapeutisches Therapieverfahren bei Borderline-Persönlichkeitsstörungen.

Linehan nimmt an, dass bei der Entstehung einer Borderline-Persönlichkeitsstörung zwei wesentliche Faktoren zusammenwirken: eine anlagebedingte emotionale Empfindlichkeit und ein invalidierendes, also ein entwertendes oder nicht wertschätzendes soziales Umfeld. Das Wechselspiel der beiden Faktoren führt schließlich zur Störung der Emotionsregulation, die charakteristisch für die Erkrankung ist.

Das Zusammenwirken der Faktoren

Eine anlagebedingte emotionale Empfindlichkeit liegt vor, wenn Menschen Emotionen stärker und intensiver wahrnehmen als andere, wenn schon kleinste Reize beziehungsweise geringste Anlässe für emotionale Erregungen sorgen und es lange dauert, bis sie sich beruhigen. Die Anlage allein stellt jedoch noch keinen Krankheitswert dar. Hinzu kommt das Aufwachsen in einem invalidierenden Umfeld. Für Kinder bedeutet dies, dass sie kaum Einfühlsamkeit und Sensibilität erfahren und ihre Gefühle und Bedürfnisse zum Beispiel nicht gewürdigt, nicht ernst genommen, bestraft, verdreht oder ignoriert werden. Bis hin zum Erleben von körperlicher und/oder sexueller Gewalt. So lernen Kinder nicht, ihre Gefühle zu unterscheiden, einzuordnen, zu benennen oder zu regulieren und emotional unangenehme Situationen auszuhalten. Die Folgen sind etwa überschießende emotionale Reaktionen und innere Spannungszustände.

Invalidierungen kommen jedoch nicht nur in Familien vor, sondern auch etwa unter gleichaltrigen Kindern und Jugendlichen – einhergehend zum Beispiel mit Feindseligkeit, Mobbing oder Aggression.

Komorbiditäten bei Borderline

Borderline-Persönlichkeitsstörungen können mit verschiedenen weiteren Erkrankungen einhergehen. Neben Angststörungen, Depressionen, Essstörungen oder Suchterkrankungen können Betroffene zum Beispiel Aufmerksamkeitsdefizit- und Hyperaktivitätsstörungen (ADHS) aufweisen. Eine wichtige Rolle spielen auch posttraumatische Belastungsstörungen (PTBS).

Was bringt Psychotherapie bei Borderline?

Die Borderline-Persönlichkeitsstörung gilt heute als gut behandelbar. Mittels der aktuell verfügbaren spezifischen Psychotherapiemethoden können Betroffene eine deutliche Verbesserung ihrer Symptome und damit ihrer Lebensqualität erfahren. Eine für die Borderline-Persönlichkeitsstörung spezifische Psychotherapie kann durchaus mehrere Jahre dauern und ambulant und/oder stationär erfolgen. Hiernach erfüllen viele Betroffene die Diagnosekriterien nicht mehr.

Psychotherapiemethoden bei Borderline

Für die Behandlung von Borderline-Persönlichkeitsstörungen stehen aktuell mehrere störungsspezifische Psychotherapiemethoden zur Verfügung, deren Wirksamkeit entsprechend nachgewiesen wurde. Dazu zählen die schon erwähnte DBT (Dialektisch-Behaviorale Therapie) – mit der höchsten Evidenz, die Schematherapie, die MBT (Mentalisierungsbasierte Psychotherapie) und die TFP (Übertragungsfokussierte Psychotherapie). Daneben kann eine Psychoedukation zur Aufklärung über die Borderline-Persönlichkeitsstörung beitragen und bei Betroffenen und

Angehörigen für mehr Verständnis, auch im Umgang mit der Erkrankung, sorgen.

Im Folgenden werden die störungsspezifischen Verfahren kurz vorgestellt.

DBT (Dialektisch-Behaviorale Therapie)

Die DBT wurde in 1980er-Jahren von Marsha Linehan entwickelt – ursprünglich als ambulantes Therapieverfahren für chronisch suizidale Borderline-Betroffene. Auch aktuell gilt die DBT, insbesondere bei Selbstverletzungen und Suizidalität, als erste Wahl. Die DBT ist ein verhaltenstherapeutisches Modell, erweitert um Elemente der humanistischen Therapie, der Hypnotherapie und des Zen-Buddhismus, mit dem Ziel, auf die gestörte Gefühlsregulation der Betroffenen einzuwirken. So werden Strategien des Akzeptierens und Strategien des Veränderns kombiniert, um die gegensätzlichen Denk-, Gefühls- und Verhaltensmuster der Betroffenen ins Gleichgewicht zu bringen. Die DBT kann stationär und/oder ambulant erfolgen. Sie umfasst mehrere Bausteine und findet einzeln und in der Gruppe statt.

Schematherapie

Die Schematherapie wurde in den 1990er-Jahren von Jeffrey Young entwickelt und verbindet Konzepte der Verhaltenstherapie, der Tiefenpsychologie und der humanistischen Therapie. Die Schematherapie geht bei der Entstehung von Borderline-Persönlichkeitsstörungen von frühen Bindungserfahrungen aus.

Wenn etwa kindliche Grundbedürfnisse nicht erfüllt werden oder traumatische Ereignisse stattfinden, entstehen sogenannte maladaptive Schemata mit den entsprechenden Mustern aus Gefühlen, Erinnerungen, Gedanken und Körperwahrnehmungen. Unterschieden werden 18 Schemata, zum Beispiel Verlassenheit/Instabilität, die das Erleben und Verhalten beeinflussen. Die jeweiligen Schemata werden aktiv, sobald eine aktuelle Situation einer früheren gleicht. Ziel ist es nun, die ungünstigen Erlebens- und Verhaltensmuster zu verändern. Die Schematherapie kann stationär und/oder ambulant erfolgen, einzeln oder in der Gruppe.

MBT (Mentalisierungsbasierte Psychotherapie)

Die MBT wurde in den 1990er-Jahren von Peter Fonagy und Anthony Bateman entwickelt und verbindet unter anderem Elemente der Psychoanalyse, der Verhaltenstherapie, der Entwicklungspsychologie, der systemischen Therapie und der humanistischen Therapie. Mentalisieren meint dabei die Fähigkeit, das innere Erleben, also die Gedanken, Gefühle und Bedürfnisse (mentale Zustände) von sich selbst und anderen wahrzunehmen und diese als Ursache des Verhaltens zu erfassen – und hierüber reflektieren zu können.

Zum Beispiel: Warum verhalte ich mich so in dieser Situation oder warum verhält sich jemand mir gegenüber so in der Situation? Die Fähigkeit zur Mentalisierung bildet sich in der frühen Kindheit durch das mütterliche Spiegeln von Emotionen aus. Das Kind erkennt seine eigenen Gefühlsausdrücke im Gesicht der Mutter, indem die Mutter seine Gefühlsausdrücke spiegelt. Dazu übertreibt die Mutter die Gefühlsausdrücke des Kindes – sie markiert sie. Jene Markierung misslingt häufig. Ziel der MBT ist es nun, die Fähigkeit der Mentalisierung zu erlernen oder zu verbessern, um ein stabileres Selbstbild zu entwickeln. Die MBT erfolgt einzeln und in der Gruppe, stationär und/oder ambulant.

TFP (Übertragungsfokussierte Psychotherapie)

Die TFP oder Transference-Focused Psychotherapy wurde von Otto F. Kernberg in den 1960er-Jahren entwickelt und weiterentwickelt und stellt ein analytisches Verfahren dar. Sie basiert auf der Objektbeziehungstheorie. Kernberg geht jedoch nicht von einer Borderline-Persönlichkeitsstörung aus, sondern vielmehr von einer Borderline-Persönlichkeitsorganisation (BPO). Dabei handelt es sich um ein Konzept, welches das psychische Strukturniveau beschreibt, also die Reife der Persönlichkeit. Eine Borderline-Persönlichkeitsorganisation ist gekennzeichnet von unreifen Abwehrmechanismen, wie Spaltung, Idealisierung und Entwertung, und einer Identitätsdiffusion. So werden die Schwierigkeiten im Hier und Jetzt der Betroffenen als unbewusste Wiederholung der vergangenen dysfunktionalen Beziehungserfahrungen angesehen. Das Ziel der TFP ist die Nachreifung der Persönlichkeitsstruktur. Dies geschieht in der therapeutischen Beziehung mittels Übertragung und Gegenübertragung. Die TFP erfolgt primär im Einzelsetting, stationär und/oder ambulant.

ZWEITER TEIL

Auswirkungen auf die Angehörigen

Partnerinnen und Partner

Auch ohne Borderline können partnerschaftliche Beziehungen herausfordernd sein. Partnerschaftliche Beziehungen mit Betroffenen wiederum können mehr als herausfordernd sein. Sie können überfordern – beide Seiten. Und hierzu tragen nicht nur die Betroffenen bei, sondern meist ebenso die Partnerinnen und Partner mit ihrem Verhalten.

Ein Blick auf unterschiedliche Beziehungen

In den Selbsthilfegruppen höre ich oft, dass die Probleme von Eltern nicht vergleichbar seien mit denen von Partnerinnen und Partnern. Jene könnten sich doch einfach trennen und damit seien die Sorgen vorbei. Auch die Kinder von betroffenen Eltern seien schließlich irgendwann erwachsen. Dabei fällt mir die große Zahl der teilnehmenden Eltern auf und daneben die Partnerinnen und Partner, die erwachsenen Kinder und Geschwister.

Ja, Partnerinnen und Partner können sich trennen und Kinder werden erwachsen, nur so ganz unbeschadet gelingt das offenbar nicht. Viele Themen Angehöriger überschneiden sich, andere wiederum unterscheiden sich, teilweise erheblich. Gleichwohl wiegt das Leid der einen so schwer wie das Leid der anderen.

Partnerschaftliche Beziehungen

Die Beziehungen zwischen Betroffenen und ihren Partnerinnen und Partnern sind vielgestaltig. Von weitgehend normalen Beziehungen bis hin zu toxischen oder destruktiven Beziehungen ist alles möglich. Hierzu tragen etwa die Reflexionsfähigkeit der Betroffenen wie auch die der Partnerinnen und Partner bei, der jeweilige Entwicklungsstand, die Kommunikation miteinander, die Krankheitseinsicht oder ein ausreichendes Wissen und Verständnis um die Borderline-Persönlichkeitsstörung.

Darüber hinaus können sich die jeweiligen Symptome belastend auf die Beziehung auswirken. Zum Beispiel können mitunter schon Kleinigkeiten zu einem abrupten Stimmungswechsel bei den Betroffenen führen: ein falsches Wort oder eine kritische Äußerung, ein Blick, ein nicht gewünschtes Ei zum Frühstück, die falsche Kaffeesorte, die Farbe des T-Shirts, der falsche Moment oder die bloße Anwesenheit der Partnerinnen oder Partner. Oder ein ganz anderes Problem ist ursächlich und ein möglicher Trigger (Reiz) löst den Stimmungswechsel aus.

Die Situation kann sich rasant zuspitzen und die eben noch beschworene Liebe, Einigkeit oder Zuneigung der Betroffenen wendet sich plötzlich ins Gegenteil. So kann es etwa zu massiven Entwertungen kommen, zu Wutausbrüchen, auch Gewalt gegen die Partnerinnen und Partner sowie zu Selbstverletzungen oder suizidalen Handlungen der Betroffenen (Androhung oder Umsetzung) und nicht zuletzt zu spontanen Kontaktabbrüchen. In vielen Beziehungen wiederholt sich dies in mehr oder weniger regelmäßigen Abständen.

Partnerinnen und Partner tun oft alles

Für die Partnerinnen und Partner sind solche Eskalationen schwer aushaltbar. Zum einen hinterlassen sie emotional und körperlich tiefe Spuren. Zum anderen gehen meist diverse Hilfs- und Unterstützungsangebote der Partnerinnen und Partner voraus. Diese investieren nicht selten viel Kraft und Energie, um einen positiven Einfluss auf die Erkrankten zu nehmen, um deren Symptome zu verstehen und zu lindern, ihnen Kliniken und Therapien zu empfehlen, sie gar zu heilen, sie zu finanzieren, ihnen Verantwortung abzunehmen, die Beziehung zu verbessern oder zu retten oder schlicht alles zum Guten zu wenden.

Statt nun für sich selbst zu sorgen, reagieren die Partnerinnen und Partner häufig mit Selbstvorwürfen, Schuld- und Schamgefühlen, Verlustängsten oder immer neuen Hilfsangeboten – und der Kreislauf beginnt von vorn. So feuern nicht nur Verständigungsprobleme oder eine überhandnehmende Borderline-Symptomatik die ohnehin schwierige Situation an, sondern ebenso eine zumeist unbewusst bestehende Co-Abhängigkeit oder Co-abhängige Verhaltensweisen der Partnerinnen und Partner.

Die (vieldiskutierte) Co-Abhängigkeit

Die Co-Abhängigkeit ist mittlerweile in aller Munde und nichts Neues mehr. Gleichwohl wird das Bild der Co-Abhängigkeit unter anderem aufgrund verschiedener Sichtweisen immer wieder erörtert, etwa bezüglich der (wissenschaftlichen) Einordnung oder des Krankheitswerts.

Auch in den Kriterienkatalogen ICD-10/ICD-11 und DSM-5 ist die Co-Abhängigkeit nicht als eigenständiges Störungsbild verzeichnet. Die unterschiedlichen Symptome finden sich dort aber durchaus wieder. Ferner wird diskutiert, inwieweit die Co-Abhängigkeit als abhängige (dependente) Persönlichkeitsstörung zu sehen ist.

Die wissenschaftliche Einordnung und die Frage des Krankheitswerts stehen in diesem Buch jedoch nicht obenan, sondern vielmehr die Möglichkeit, eigene Co-abhängige Verhaltensweisen oder Strukturen zu erkennen und gegebenenfalls zu verändern.

»Co-Abhängigkeit« und die Anonymen Alkoholiker

Die Entwicklung des Begriffs Co-Abhängigkeit beginnt bei den Anonymen Alkoholikern (AA; Alcoholics Anonymous), die 1935 in Akron, Ohio, gegründet wurden. Mit ihrem Konzept, dem Zwölf-Schritte-Programm, konnten Alkoholiker erfolgreich abstinent werden und bleiben. Anfangs nahmen an den Treffen (Meetings) auch die jeweiligen Angehörigen teil, bis diese sich ihren eigenen Problemen stellten. Die Familienangehörigen, damals noch als »Mit-Alkoholiker« oder »Co-Alkoholiker« bezeichnet, benötigten ebenfalls Hilfe und begannen sich zu organisieren: Sie waren der Alkoholsucht ihrer Familienmitglieder gegenüber machtlos und wurden durch deren Verhalten mitunter selbst krank.

Während sich das Zwölf-Schritte-Programm der AA in den USA verbreitete, entstanden die ersten Angehörigengruppen, die sich als Al-Anon (Alcoholics Anonymous Family Groups; Angehörige und Freunde von Alkoholikern) etablierten. Die Al-Anon übernahmen – wie später auch viele andere Gruppen, zum Beispiel CoDA (Co-Dependents Anonymous; Anonyme Co-Abhängige) – das Zwölf-Schritte-Programm der Anonymen Alkoholiker.

Die weitere Entwicklung der Co-Abhängigkeit

Unterdessen wurden die Angehörigen näher betrachtet. Dabei zeigte sich, dass die Angehörigen mit ihrem Verhalten die jeweilige Sucht der Betroffenen (mittlerweile ging es um Süchte über die Alkoholsucht hinaus) häufig unterstützten und folglich zur Aufrechterhaltung der Sucht beitrugen, und dass sie in diesen Beziehungen nicht nur selbst krank wurden, sondern zumeist selbst krank waren. So bildete sich schließlich das Störungsbild der »Co-Abhängigkeit« aus.

Die Co-Abhängigkeit wurde weiter untersucht und der Begriff wandelte sich entsprechend. Nun ging es bei der Co-Abhängigkeit um ein gegenabhängiges Verhalten. Ferner betraf die Co-Abhängigkeit neben den

Familienangehörigen Suchterkrankter jetzt allgemein die Bezugspersonen. Der Kreis erweiterte sich noch um helfende Personen wie Therapeutinnen und Therapeuten. Zudem wurde gefordert, den Rahmen der Co-Abhängigkeit zu überdenken und weiter auszudehnen. Betroffen war nicht nur das Umfeld Suchterkrankter, sondern auch das Umfeld neurotischer beziehungsweise psychisch erkrankter Personen. Bis die Co-Abhängigkeit schließlich als gesellschaftliches und institutionelles Problem diskutiert wurde.

Insgesamt sind die Aussagen, Definitionen und Theorien zur Co-Abhängigkeit individuell und nicht einheitlich. Dies liegt unter anderem darin begründet, dass das Bild der Co-Abhängigkeit zunächst von selbst Betroffenen (auch betroffenen Therapeutinnen und Therapeuten) beschrieben wurde und nicht, wie sonst üblich, auf wissenschaftlichen Daten, Fakten und Analysen beruhte. Vielmehr wurde die wissenschaftliche Diskussion erst hiernach entfacht.

Co-Abhängigkeit heute

In Deutschland ist der Begriff Co-Abhängigkeit umstritten und wenig erforscht. Ferner gibt es verschiedene Sichtweisen zur Co-Abhängigkeit. Meist taucht der Begriff in Verbindung mit Suchterkrankungen wie Alkohol- oder Drogenabhängigkeit auf – wobei auch psychische Erkrankungen wie Persönlichkeitsstörungen häufig mit einer Suchtproblematik einhergehen. Weiterhin kann eine Co-Abhängigkeit mit anderen psychischen Erkrankungen vergesellschaftet sein.

Gleichwohl ist eine Co-Abhängigkeit bei Angehörigen psychisch Erkrankter, die bereits im Vorhinein besteht oder sich nach und nach entwickelt, keine Seltenheit. Zunehmend wird hierbei jedoch von »mitbetroffen«, »emotional involviert« oder bei Angehörigen Suchterkrankter von »suchtförderndem oder -begünstigendem Verhalten« statt von Co-Abhängigkeit gesprochen, um die Angehörigen nicht zu pathologisieren oder ihnen einen potenziellen Krankheitswert beizumessen. Bezogen auf Depression oder Narzissmus finden mittlerweile auch Begriffe wie »Co-Depression« oder »Co-Narzissmus« Verwendung.

In diesem Buch geht es um die Co-Abhängigkeit oder um Co-abhängige Verhaltensweisen als individuelle Problematik, da jeder Mensch anders ist und entsprechend anders reagiert. So können Sie selbst entscheiden, was für Sie stimmig ist und was nicht.

Was bedeutet nun Co-Abhängigkeit?

Ausgehend von CoDA (Co-Dependents Anonymous Deutschland; Anonyme Co-Abhängige) liegt bei einer Co-Abhängigkeit das Unvermögen vor, gesunde Beziehungen einzugehen und aufrechtzuerhalten. Dies resultiert oftmals aus Erfahrungen der emotionalen Leere in der Kindheit. Das Selbstwertgefühl Co-abhängiger Menschen ist in der Regel gering, weshalb sie dazu neigen, sich von anderen Menschen abhängig zu machen. Sie machen sich häufig unentbehrlich, um schließlich ihren eigenen Wert zu steigern. So suchen sie das, was ihnen fehlt im Außen, in der Beziehung.

Gemeinhin machen Co-abhängige Menschen ihr eigenes Wohlergehen von anderen Menschen abhängig. Dies geschieht, indem sie, statt sich auf sich selbst, auf die Probleme anderer konzentrieren, sich geradezu in deren Probleme verstricken – und etwa die Erkrankten finanzieren oder deren Schulden bezahlen, ihr Verhalten entschuldigen, Ausreden finden, sie krank melden, ihre Erkrankung bagatellisieren, den Schein wahren, ihnen zu helfen oder sie zu heilen versuchen. Mitunter brauchen Co-abhängige Menschen das Gefühl, gebraucht zu werden und helfen zu können, um sich selbst anzuerkennen oder gar so etwas wie eine Lebensberechtigung zu erlangen. In der Folge kann nun das Helfen zum Problem beziehungsweise zur Sucht werden.

Auf der einen Seite unterstützen Co-abhängige Menschen durch ihr Verhalten das Verhalten der Erkrankten und fördern es. Auf der anderen Seite wiederum bestimmen das Verhalten der Erkrankten und deren Probleme das Leben der Co-Abhängigen. So können die einen nicht ohne die anderen und umgekehrt.

Bis zur Selbstaufgabe

Häufig verbleiben Co-abhängige Menschen in solch ungesunden Beziehungen. Sie halten an den Beziehungen fest, obwohl sie ihnen schaden. Dabei handelt es sich nicht nur um Beziehungen innerhalb der Familie, etwa zu Partnerinnen und Partnern, zu Kindern, zu Eltern oder zu Geschwistern, sondern auch um Beziehungen außerhalb der Familie, etwa im Freundeskreis oder im beruflichen Umfeld.

Während Co-abhängige Menschen den Erkrankten auf verschiedenste Weise helfen, ihnen Dinge und damit die Verantwortung für sich selbst abnehmen und sie auf diese Weise vor den Konsequenzen ihres Verhaltens schützen, vernachlässigen sie im Allgemeinen ihre eigenen Bedürfnisse – manchmal bis hin zur Verleugnung. Auch eigene Gefühle oder eigene Lebensinhalte, wie Hobbys oder freundschaftliche Kontakte, spielen keine Rolle mehr. Die Erkrankten stehen im Mittelpunkt.

Wie äußert sich ein Co-abhängiges Verhalten?

Bei Menschen mit einem Co-abhängigen Verhalten dominiert meist das geringe Selbstwertgefühl. Im Gegensatz zu Menschen mit einem gesunden Selbstwertgefühl, (er-)kennen sie ihren eigenen Wert nicht – sie wissen nicht, wie wichtig und wertvoll sie als Mensch sind. Häufig haben Menschen mit einem geringen Selbstwertgefühl nicht gelernt, sich selbst zu achten oder wertzuschätzen. Auch nicht, dass sie Stärken und Schwächen haben dürfen. Folglich können sie sich oft nicht annehmen.

Ein niedriges Selbstwertgefühl kann zu verschiedenen Verhaltensweisen führen: Zum Beispiel fühlen sich die einen weniger wert oder gar wertlos und anderen unterlegen, während sich die nächsten, trotz des ebenso geringen Selbstwerts, anderen mitunter deutlich überlegen fühlen.

Menschen mit einem Co-abhängigen Verhalten fällt es in der Regel schwer, sich von anderen Menschen abzugrenzen. So identifizieren sie sich bisweilen mit den Gefühlen und Gedanken anderer beziehungsweise übernehmen deren Gefühle und Gedanken – und die Verantwortung dafür. Die Grenzen verwischen. Obgleich die Gefühle und Gedanken den eigenen womöglich nicht entsprechen. Allerdings besteht auch meist kaum Kontakt zu den eigenen Gefühlen. Mit der eigenen Wahrnehmung ist es ähnlich, sie trauen ihr eher nicht. Zudem gelingt es Menschen mit einem Co-abhängigen Verhalten vielfach nicht, anderen Menschen Grenzen zu setzen, zum Beispiel »Nein« zu sagen, um sich selbst zu schützen.

Merkmale und Muster eines Co-abhängigen Verhaltens

- Wissen, was für andere gut ist.
- Für andere die Lösung finden oder parat haben.
- Andere kontrollieren und manipulieren.
- Sich auf die Probleme anderer konzentrieren.
- Es geht einem nur gut, wenn es der/dem anderen gut geht.
- perfektionistisch sein
- sich vergleichen
- sich anderen unterwerfen
- Das eigene Handeln von den Reaktionen anderer abhängig machen.
- Die Erwartungen anderer erfüllen.
- sich für andere aufopfern
- gebraucht werden müssen
- Anderen helfen, bis hin zum Sich-unentbehrlich-Machen.
- Die eigenen Bedürfnisse spielen keine Rolle.
- Sich für andere selbst aufgeben.
- Andere kommen immer zuerst.
- Bestätigung und Anerkennung bei anderen suchen.
- Andere beeindrucken, anderen gefallen wollen.
- Sich fragen, was andere über einen denken.
- Keine eigenen Entscheidungen treffen können.

- Keinen eigenen Willen, keine eigenen Wünsche haben.
- fremdbestimmt sein
- Angst vor Ablehnung oder Zurückweisung.
- an sich selbst zweifeln
- Angst, Fehler zu machen.
- Fehler oder Schwächen verschweigen.
- lügen, ausweichen, verleugnen, verdrängen
- rationalisieren
- Leichtgläubig sein (mitunter wider besseres Wissen).
- starres Festhalten an Meinungen und Einstellungen
- Es gibt nur entweder/oder, gut oder böse – das Mittelmaß fehlt.
- Verlustangst beziehungsweise Angst, verlassen zu werden.
- ständiger Wunsch, mitunter Sucht nach Bindung und Beziehung

Ursachen eines Co-abhängigen Verhaltens

Ein Co-abhängiges Verhalten nimmt häufig (nicht immer) schon in der Kindheit seinen Lauf. Eine große Rolle spielt dabei das Aufwachsen in dysfunktionalen Familien, in denen zum Beispiel Gewalt, Suchterkrankungen und/oder psychische Erkrankungen der Eltern (oder engen Bezugspersonen) oder Geschwister den Alltag bestimmen. Aber auch andere Faktoren wirken auf die kindliche Entwicklung ein, etwa körperliche Erkrankungen der Eltern (oder engen Bezugspersonen) oder Geschwister und nicht zuletzt der Erziehungsstil.

Um sich psychisch gesund entwickeln und ein gesundes Selbstbewusstsein ausbilden zu können, sind Kinder auf Eltern oder andere enge Bezugspersonen angewiesen, die sie wertschätzen, beschützen und achten. Das Aufwachsen in einer Atmosphäre von Sicherheit und Geborgenheit sorgt für Vertrauen.

Oftmals jedoch werden Kinder in Angst groß, sodass sich kein Vertrauen einstellen kann – weder zu ihren Eltern noch zu sich selbst. Nicht wenige Kinder erleben emotionale Gewalt und werden etwa von ihren Eltern gedemütigt, entwertet oder beschimpft. Daneben kann körperliche und/oder sexuelle Gewalt eine Rolle spielen. So werden die Grenzen der Kinder verletzt und überschritten. Dementsprechend schwer kann es ihnen fallen, Menschen einzuschätzen oder sich in ihrer Gegenwart sicher zu fühlen.

Allerdings können Eltern mit eigenen negativen Vergangenheitserfahrungen, die nicht reflektiert und aufgearbeitet wurden, auch kaum Stabilität oder einen respektvollen Umgang vermitteln. Zudem ist es in vielen Familien nicht üblich, Probleme anzusprechen oder Gefühle zuzulassen, diese werden häufig unterdrückt und verdrängt.

Auswirkungen und Symptome eines Co-abhängigen Verhaltens

Ein Co-abhängiges Verhalten bedeutet Stress für Körper und Seele. Es kostet Kraft, alles zu kontrollieren und tatsächlich die Kontrolle über alles zu behalten, für andere zu sorgen, anderen zu helfen und sich für andere »aufzuopfern«. Ein solches Verhalten bleibt in der Regel nicht folgenlos und kann zu verschiedensten Beschwerden führen. Daneben können sich (mitunter schwere) seelische Verletzungen aus der Vergangenheit belastend auswirken. So kann sich ein Co-abhängiges Verhalten über vielerlei (psycho-)somatische Symptome zeigen, zum Beispiel Depressionen, Ängste, Schlafstörungen, Erschöpfung, Burn-out, Kopfschmerzen, Schwindel, Muskelverspannungen, Rückenschmerzen, Essstörungen, Bluthochdruck (Hypertonie), Herzrasen, Magen-Darm-Störungen, stoffliche Süchte wie Medikamenten- oder sonstiger Substanzmissbrauch oder nichtstoffliche Süchte wie Beziehungs-, Arbeits- oder Onlinesucht. Aber auch Verschuldung kann ein Thema sein.

Schon Kinder können ein Co-abhängiges Verhalten aufzeigen und mit Symptomen reagieren, zum Beispiel mit Allergien, Asthma, Hautproblemen wie Neurodermitis, Magen-Darm-Beschwerden, Kopfschmerzen, Einnässen, Aufmerksamkeits- und Konzentrationsdefiziten, Lernschwierigkeiten (Kinder in Angst können nicht lernen) oder der Neigung zu Unfällen. Und: Auch Kinder können an Suizid denken!

Was sind toxische oder destruktive Beziehungen?

Für toxische oder destruktive Beziehungen gibt es keine einheitlichen Definitionen. Der Begriff toxisch wiederum meint giftig oder schädlich. Toxische Beziehungen können unterschiedlich verlaufen, die Beteiligten zeigen allerdings meist ähnliche Verhaltensmuster auf. So befinden sich auf der einen Seite meist diejenigen, die nehmen, und auf der anderen diejenigen, die geben. Frauen befinden sich dabei nicht zwangsläufig auf der Geberseite. Nicht selten sind die Übergänge von »normalen« Beziehungen hin zu toxischen fließend. Toxische Beziehungen kommen nicht nur in Partnerschaften vor, sondern auch in Familien, in Freundschaften oder im Beruf. Grob bewegen sich diese Beziehungen zwischen Idealisierung und Entwertung des Gegenübers.

Wie können toxische Partnerbeziehungen verlaufen?

Manche Menschen verspüren vielleicht schon bei der ersten Begegnung mit ihrem Gegenüber ein »ungutes Gefühl«, ohne jenes genauer beschreiben zu können oder jenem Raum zu geben. Dennoch lassen sie sich auf die Beziehung ein. Die anfängliche Idealisierung durch ihr Gegenüber macht es leicht. Mitunter kann die Idealisierung eine ganze Weile anhalten, oft folgt jedoch bald ein emotionales Auf und Ab, eine emotionale Achterbahnfahrt.

Die (psychisch erkrankten) Partnerinnen oder Partner können nun häufiger bisher unbekannte Verhaltensweisen an den Tag legen – sie offenbaren sozusagen ein zweites Gesicht und rücken ihre eigenen Bedürfnisse in den Vordergrund. Plötzlich beginnen sie den anderen Menschen vielleicht zu kränken, zu beleidigen oder zu erniedrigen. Oder nutzen bisweilen doppelte Botschaften, wie »du bist zwar dick, aber ich liebe dich trotzdem«, sie manipulieren womöglich oder denken sich andere Gemeinheiten aus. Sie können zu sticheln beginnen, zu provozieren oder Machtspiele zu spielen.

Nicht selten bestrafen sie den anderen Menschen mit Liebesentzug, wenn jener nicht in ihrem Sinne funktioniert, oder erpressen ihn emotional. Die Umgangsweise wird vielleicht zunehmend respektloser. Lügen, Eifersucht und Kontrolle können überhandnehmen. Auch die sozialen Kontakte des anderen Menschen werden eher schwer bis nicht akzeptiert. Dieser andere bricht die Kontakte gegebenenfalls ab, um sich zu schützen, was bis hin zum sozialen Rückzug führen kann. Etwaige eigene Affären oder Untreue scheinen legitim, werden vielleicht bagatellisiert oder bestritten. Häufig erweisen sich die (psychisch erkrankten) Partnerinnen und Partner als kritikunfähig und/oder geben dem anderen Menschen die Schuld für ihr eigenes Handeln oder Versagen.

Geben und Nehmen

Diejenigen, die in solchen Beziehungen geben, sind häufig Co-abhängig. Mitunter verzeihen sie ihren Partnerinnen und Partnern regelmäßig und verbleiben in den Verbindungen, obwohl diese ihnen längst nicht mehr guttun, sie bereits deutliche Symptome aufzeigen oder sie sich selbst verloren haben. Unter Umständen dreht sich alles nur noch um die Partnerinnen und Partner. Bei den Nehmenden handelt es sich in vielen Fällen um Menschen mit psychischen Störungen wie Narzissmus und/oder Borderline.

Immer Co-abhängig?

Nicht alle, die sich in einer Beziehung mit einem suchterkrankten oder psychisch erkrankten Menschen befinden, sind zwangsläufig Co-abhängig oder therapiebedürftig. Hierbei spielen Faktoren wie die eigene Stabilität beziehungsweise Persönlichkeitsstruktur, psychische Verletzungen aus der Vergangenheit oder Resilienz eine Rolle.

Menschen ohne oder mit einem zurückliegenden Co-abhängigen Verhalten sind sicher eher in der Lage, destruktive Beziehungen als solche zu erkennen und sich daraus zu befreien. Gleichwohl können sich auch bei diesen Menschen (psycho-)somatische Beschwerden entwickeln, die angemessener, mitunter psychotherapeutischer Unterstützung bedürfen. Zudem können sich Co-abhängige Verhaltensmuster wie »die oder den anderen um jeden Preis unterstützen wollen« oder das Vernachlässigen der eigenen Bedürfnisse eingeschlichen haben.

Bedeutet Borderline zwangsläufig Trennung?

Partnerschaftliche Beziehungen zwischen Betroffenen oder zwischen Betroffenen und Nichtbetroffenen können, je nach Reflexionsfähigkeit beider Seiten, durchaus funktionieren. Erschwerend wirken sich etwa eine fehlende Krankheitseinsicht, eine vorwurfsvolle Kommunikation, fehlende Grenzen, akute Belastungen beziehungsweise Stresssituationen oder ein ungenügendes Wissen oder Verständnis rund um die Borderline-Persönlichkeitsstörung aus.

Was bedeutet Resilienz?

Resilienz meint das Maß der psychischen Widerstandskraft einer Person. Einer Person mit einer hohen Resilienz kann es gelingen, schwierige Lebenssituationen durchzustehen, ohne selbst psychisch zu erkranken. Resilienz ist zumindest ein Stück weit erlern- und trainierbar.

So bedarf es mitunter einiger Unterstützung von außen. Neben verschiedenen psychotherapeutischen Maßnahmen können hierbei zum Beispiel auch neutrale außenstehende Personen eine vermittelnde Position einnehmen. Für die vermittelnden Personen sind Kenntnisse des Krankheitsbilds empfehlenswert.

Falls sich eine Partnerschaft dennoch ungünstig entwickelt, kann es bisweilen notwendig sein, eine Trennung herbeizuführen. Niemand sollte dauerhaft Situationen aushalten, die ihm nicht guttun, auf eigene Kosten gehen oder die Belastungsgrenze überschreiten.

Fallberichte

Partnerschaftliche Beziehungen zwischen Betroffenen und Nichtbetroffenen verlaufen bisweilen sehr unterschiedlich. So können die Berichte von Nicole und Mino im Folgenden nur beispielhaft sein. Wie auch die anderen Berichte nur beispielhaft sein können.

Nicole

Nicole, Ende Dreißig, getrennt, verschiedene Ängste, Depressionen, zurückliegendes Co-abhängiges Verhalten. Die Borderline-Persönlichkeitsstörung ihres Partners wurde im jungen Erwachsenenalter diagnostiziert und mehrfach stationär sowie ambulant behandelt. Sie berichtet:

Jörg trat in mein Leben, nachdem ich mich von meinem Ex-Freund getrennt hatte. Ich war damals 34 Jahre alt und Jörg 38. Meine vorherige Beziehung war kinderlos geblieben, weshalb sie schließlich scheiterte. Jörg hatte einen Sohn im Grundschulalter. Wir lernten uns während eines Workshops kennen und sofort passte etwas zwischen uns. Er war in einer anderen Beziehung und trennte sich wegen mir, was ich allerdings nicht wusste. Diese Frau war nicht die Mutter seines Sohnes, dazwischen gab es mehrere Frauen.

Dass seine Ex-Freundin ihn offenbar finanzierte oder ihn für Aufgaben, die er für sie erledigte, bezahlte, kam mir komisch vor. Auch, dass sie offenbar seinetwegen verschuldet war. Ich war froh über seine diesbezügliche Offenheit und gewährte ihm nie Einblick in meine Finanzen. Ich vertraute ihm nicht. Während unserer Beziehung ging er keiner offiziellen Tätigkeit nach.

Anfangs hatten wir gute Gespräche und Zusammenziehen war sofort ein Thema. Er sagte, dass ich ihn schon bei der ersten Begegnung fasziniert hätte und er für immer mit mir zusammen sein wolle. Ich hatte gerade eine Beziehung hinter mir und war umgezogen, sodass es mir viel zu schnell ging. Ich war noch nicht offen, und da uns über hundert Kilometer trennten, schlug ich vor, dass wir uns erst mal näher kennenlernen.

Mich machte es stutzig, dass er immer bei mir war, manchmal über Wochen, mich jedoch nicht bei sich haben wollte. Seine Wohnung sei zu klein, außerdem ziehe er dauernd um. Meine Wohnung war bestimmt nicht größer, aber bei mir einzuziehen schien kein Problem. Ich war mir nicht sicher, ob er wirklich allein lebte oder ausschließlich mit mir zusammen war. Entweder wich er mir aus oder er wurde furchtbar wütend, wenn ich nachhakte. Nachhaken bedeutete, etwas ganz vorsichtig anzudeuten, um ihn nicht zu provozieren.

Oft rief er mich vom Auto aus an. Einmal brüllte er ins Telefon, dass die Bullen ihn mal könnten. Auf meine Frage, was am anderen Ende geschah, antwortete er, dass er gerade durch eine Polizeiabsperrung gefahren sei, weil er keinen Bock hatte, stundenlang zu warten. Jetzt verfolgten sie ihn, aber er sei schneller. Als er schließlich bei mir ankam, lag eine Schnapsflasche auf dem Beifahrersitz. Ich zog die Augenbrauen hoch, woraufhin er sagte, die sei nur zur Desinfektion der Hände und Füße. Außerdem hätte ich sowieso keine Ahnung. Er machte auf dem Absatz kehrt und fuhr direkt wieder nach Hause zurück. Ich konnte ihn nicht aufhalten und sorgte mich entsprechend. Gleichzeitig war ich erleichtert, Ärger mit der Polizei wollte ich nicht. Danach hörte ich wochenlang nichts von ihm, auf meine Anrufe und Nachrichten reagierte er nicht. Bis er plötzlich samt Klamotten wieder in der Tür stand. Unsere gesamte Beziehung war geprägt von totaler Nähe oder totaler Distanz.

Jörg war nicht berechenbar, weder emotional noch finanziell oder sonst irgendwie. Ich war immer auf alles gefasst und obwohl seine Launenhaftigkeit kaum auszuhalten war, hatte ich extreme Angst um ihn, manchmal auch vor ihm. In den Tagen oder Wochen, in denen wir uns nicht sahen, ging es mir nicht gut. Ich hatte Angst, ihn zu verlieren. Er sagte oft, dass ihm sein Leben egal sei und verletzte sich selbst. Nicht an den Armen, sondern an den Beinen. Aber ich konnte nichts tun, meist bekam ich es gar nicht mit. Manchmal schrie er mich an, beschimpfte mich als Katastrophe oder Desaster und gab mir die Schuld an seinem jeweiligen Verhalten. Allerdings warf er mir nie vor, dass unsere Beziehung kinderlos war. Mit ihm konnte ich mir auch kein Kind vorstellen, zu oft benahm er sich selbst wie eins.

Für seinen Sohn war Jörg mal da, mal nicht. Der Junge lebte bei seiner Mutter und diese federte alles ab. Sie stand mitten im Leben, war beruflich erfolgreich und zeigte Jörg klare Grenzen auf. Jörg stieß sie oft vor den Kopf, Verabredungen hielt er nicht ein und Unterhalt zahlte er ohnehin nicht. Er ließ sich die dümmsten Ausreden einfallen, log, dass sich die Balken bogen. Trotzdem verlor sie kein böses Wort über ihn. Wie sie das machte, blieb mir ein Rätsel.

Je länger wir uns kannten, desto weniger ertrug ich sein Verhalten, die Lügen, die Erniedrigungen, die Gemeinheiten, die Launenhaftigkeit, die Zurückweisungen, die Beschuldigungen und das ständige Hin und Her. Ich wusste nicht, woran ich war. Er war für mich so wenig greifbar.

Unsere Beziehung endete, wie sie begann, ausgesprochen war nichts, nur so viel, dass ich kein Zusammenziehen wollte, und dabei blieb es. Er kam einfach nicht mehr – und es verging eine sehr lange Zeit, bis ich kapierte, dass er nie wieder kommen würde. Viele meiner Sachen sah ich ebenfalls nicht wieder, sie gingen in seinen Besitz über. Er wusste davon natürlich nichts. Niemals würde er meine Sachen behalten, was sollte er auch damit? Die Info kam, nachdem ich ihm monatelang hinterhergeschrieben hatte. Vielleicht wollte ich auch nicht, dass es vorbei war. Trotzdem war ich froh über das Ende.

Mino – Should I stay or should I go? (Soll ich bleiben oder gehen?)

Mino, Anfang Fünfzig, zurückliegendes Co-abhängiges Verhalten. Hinter Mino liegen zwei langjährige, aufeinanderfolgende Beziehungen. Die Persönlichkeitsstörungen seiner jeweiligen Partner wurden weder offiziell diagnostiziert noch behandelt. Beide Partner wiesen sowohl narzisstische Züge als auch Borderline-Züge auf, von denen sie durchaus wussten. Er berichtet:

Meine erste Beziehung mit einem manipulativen Partner, von dem ich mich in den psychischen und finanziellen Ruin treiben ließ, dauerte dreizehn Jahre. Kennengelernt hatten wir uns in den 1990er-Jahren in einer Schwulendisco. Es war Liebe auf den ersten Blick, sofort ein immenses Gefühl gegenseitigen Vertrauens. Er stammte aus Brasilien. Wir tauschten unsere Nummern aus und gleich am nächsten Tag rief ich ihn an. Er hatte nicht viel Zeit, wollte sich aber zurückmelden. Also wartete ich in meinem Zimmer, obwohl ich einiges hätte erledigen müssen. Handys gab es damals noch nicht. Er rief tatsächlich zurück, wir trafen uns und er hob mich auf Wolke 7. Mein innerlichster Wunsch erfüllte sich.

Zwei Tage später – wir lagen in meinem Studentenzimmer – verkündete er mir, dass die Ärzte sein Herz untersucht und einen Fehler entdeckt hätten, und dass er jeden Moment sterben könnte. Meine Welt brach zusammen! Ich war außer mir. Aber er schaffte es, mich zu beruhigen. Diesen Test hatte ich bestanden.

Anfangs fuhr er mich mit seinem Auto zu meinem Job oder zu meiner Uni und fand alles gut, was ich gut fand – und dann schlug es um. Plötzlich änderte sich alles. Mein Studentenzimmer wurde unwürdig, meine Familie wurde zum »Worst Case« deklariert und meine beste Freundin war die schlechteste Person auf Erden – sie zog mich in den Sumpf. Daraufhin bezweifelte ich selbst alles. Also kündigte ich meiner Freundin kurzerhand die Freundschaft – auf sein Anraten hin und in dem Glauben, für uns alle das Beste zu tun.

Augenblicklich war ich der Größte und Klügste, zumindest vermittelte er mir das. Mein Ego platzte fast. Endlich war da jemand, der mich wahrnahm und der mich unterstützte. Doch bald wurde ich eines Besseren belehrt. Wenn ich zum Beispiel eine andere Meinung vertrat als er, erklärte er mich als inkompetent. Wie ich denn so dumm sein könne oder wie ich als Deutscher dieses und jenes nicht wisse? Lachte ich bei den Gags deutscher Comedy-Shows, kritisierte er mich wegen meines niedrigen Humorlevels (= geistiges Niveau). Hierbei zu lachen, sei einfach nur peinlich.

Seine Argumente waren grundsätzlich besser als meine und darüber hinaus fundiert. Ich konnte seine Quellen allerdings nicht verifizieren. Meine Argumente basierten nur auf meinen Gefühlen und meinen Erfahrungen. Und meine Erfahrungen waren ihm zu spärlich, immerhin war ich elf Jahre jünger als er und hatte zudem noch nie im Ausland gelebt. Was sich wenig später ändern sollte.

Nach vierzehn Jahren Europa hatte er genug von den hiesigen humor- und herzlosen Gesellschaften und wollte zurück nach Brasilien. Ich war damals mitten im Magister-Studium, das mir großen Spaß bereitete. Aber eine Trennung von ihm konnte ich mir nicht vorstellen – ohne ihn und seine Ratschläge oder Weisungen würde ich es ja zu nichts bringen. Meine Erfolge lobte er, sofern er sich damit vor anderen brüsten konnte, im Privaten relativierte er alles und machte es runter. Diese Doublebind-Aussagen (Doppelbotschaften) verwirrten mich zunehmend und bald konnte ich meine Kompetenz nicht mehr erkennen. Ich hatte keine.

Ende der 1990er zogen wir nach Brasilien und eröffneten aus dem Nichts heraus und ohne nennenswertes Kapital ein deutsch-brasilianisches Sprach- und Kulturinstitut. Ich sollte die Sprachschule leiten, er wollte die Kunstschule übernehmen. Beide hatten wir keine Ahnung von Firmenleitung, Finanzplänen oder Buchhaltung. Trotzdem machten wir diesen Schritt und waren sogar sehr erfolgreich. Ich lernte, Sprachkurse zu strukturieren und bildete später neue Mitarbeiter in meiner Lehrmethode aus.

Allerdings wollte mein Partner mit der Geschäftsführung nichts zu tun haben. Er zog es vor, lange zu schlafen und seine Kurse auf den Nachmittag oder Abend zu legen. So wurden die Geschäfts- und Mitarbeiterführung automatisch zu meiner Aufgabe. Er kam nur hinzu, wenn Probleme auftraten. Dann zeigte er mir meine

Fehler auf, gab die Lösung vor und verschwand wieder – wohin auch immer. Oder besser: zu seinen Affären.

Um Geldsachen kümmerte er sich grundsätzlich nicht. Für unsere Konten war ich zuständig. Doch bei geplanten Projekten sicherte er den Kunstschaffenden großherzig Gehälter und Gelder zu. Ob die Firma sich das leisten konnte, war ihm egal. Und wenn auf seinem Konto weniger Geld war, als er dachte, lag es an meiner schlampigen Arbeit. Natürlich war die Firma nach einigen Jahren pleite.

Ein letztes internationales Kunstprojekt im Rahmen der Fußball-WM 2006 brachte mich als Organisator nach Deutschland. Übernachten konnte ich bei meinem Bruder. Zum Glück, ein Hotel hätte ich mir nicht leisten können. Mein Partner forderte trotzdem Geld – und ich schickte ihm welches: 450 €. »Nur das?« war sein Kommentar. Ich hatte nichts mehr, und für »nur das« musste ich arbeiten! Danach beschloss ich in der Heimat zu bleiben und mich von ihm zu trennen. Trennung per Telefon. Aber er wollte keine Trennung, er wollte weitermachen. Also reiste er mir hinterher – allen Freunden und Bekannten in Brasilien erklärte er, dass ich meinen Verstand verloren hätte und er mich zurückholen müsse.

Ob es meine plötzliche Standhaftigkeit war, die ihn dazu brachte, mich in Ruhe zu lassen, weiß ich nicht. Aber er ließ von mir ab. Das letzte Gespräch fand in meinem neu angeschafften, alten Auto statt. Er saß auf dem Beifahrersitz, redete auf mich ein und ich wollte nur, dass er geht. Ich hielt mich mit geschlossenen Augen am Lenkrad fest und schwieg. Irgendwann realisierte ich, dass ich das Zuschlagen der Autotür gehört hatte. Es war vorbei. Wir hörten nie wieder etwas voneinander.

Mittlerweile hatte ich eine Wohnung gefunden, feste Arbeit und verdiente Geld. Was dringend nötig war – in Brasilien gab es noch Rechnungen zu begleichen. Der Mietvertrag für das Haus musste gekündigt und die Haushälterin bezahlt werden, und jemand musste das Haus leerräumen – er war ja noch in Deutschland. Das Kunstprojekt hatte zwar für Einnahmen gesorgt, diese wurden aber von den Ausgaben weit überstiegen. So saß ich jeden Tag nach der Arbeit am Telefon oder schrieb E-Mails, um die Angelegenheiten zu regeln. Ein Großteil meines Gehalts ging drauf, um die Schulden zu bezahlen, die er mitverursacht hatte.

Nach alldem wollte ich frei und eigenständig sein, mein Leben selbst in die Hand nehmen und insbesondere keine finanziellen Engpässe mehr erleben. Allerdings sollte meine neue Freiheit auch einen neuen Partner beinhalten. Und bevor ich verstand, was ich tat, war ich auf der Suche. In mir war so ein Drang, jemanden zu finden, der mich komplettierte, der mich ganz machte. Mir fehlte etwas oder jemand, der mich ausfüllte. Ich wollte mich unbedingt verlieben.

DER NEUE PARTNER

Im Internet fand ich auch schnell jemanden. Mir gab es Bestätigung, dass sich – noch oder wieder – jemand für mich interessierte. Aber ich spürte, dass es nicht genügte, obwohl ich mich zu ihm hingezogen fühlte. Ich kannte ihn kaum und sorgte mich schon um ihn. Genau das wollte ich ja eigentlich nicht mehr.

Fast parallel dazu trat dann mein zweiter Partner in mein Leben – er überstrahlte die Internetbekanntschaft. Ich sah ihn auf der Bühne, er war Balletttänzer, und sofort funkte es. Wieder Liebe auf den ersten Blick. Sein Äußeres faszinierte mich. Er kam ebenfalls aus Brasilien und war auf Tournee in Deutschland. Nach ein paar kurzen Dates kamen wir zusammen, obwohl er nach Brasilien zurückmusste. Aber das Gefühl der Nähe, des Zusammengehörens war noch intensiver als bei meinem ersten Partner. Also telefonierten wir regelmäßig. Besser gesagt, ich rief ihn an, dementsprechend hoch war meine Handyrechnung. Er meldete sich, wie es ihm gefiel und hatte dafür natürlich Ausreden parat. Ich befand mich ganz schnell im bekannten Modus und merkte es nicht. Auch nicht, als ich wegen der Handyrechnungen kein Geld mehr hatte.

Dann holte ich ihn nach Deutschland. Er kam, um zu bleiben. In Brasilien brach er alles ab. Er erhielt ein Visum für drei Monate. Drei Monate, in denen er sich aktiv kümmern wollte – doch am wichtigsten neben der Jobsuche, dem Sprach- und Integrationskurs schienen ihm die Hochzeitspapiere zu sein. Dem anfänglichen Glücksgefühl folgte die Realität: ein endloses Warten auf Ämtern, keine Jobsuche, abgebrochene Sprachkurse – und alles war meine Schuld –, aber trotzdem eine Hochzeit.

Den Sprachunterricht übernahm ich schließlich selbst. Allerdings nur kurz, weil ihm mein Stil nicht gefiel. Nach und nach musste ich mir eingestehen, dass er vielleicht doch nicht so ein Toller war, wie er vorgab zu sein. Vorstellungsgespräche kamen nicht zustande, die Jobs wurden niedergemacht oder waren unter seiner Würde, und sowieso lag es an den anderen, dass nichts klappte.

Auch zu Hause in Brasilien war er schon immer das Opfer, erzählte er zumindest. Bis mir irgendwann Zweifel an seinen Geschichten kamen – vieles passte nicht zusammen oder war gelogen. Zum Beispiel erzählte er von viel Geld, das ihm jedes Mal durch blöde Lebensumstände genommen wurde. Wahrscheinlich war nie Geld da.

Vom ersten Tag an lebte er bei mir und von mir. Wenn er irgendwo hin musste, fuhr ich ihn und holte ihn wieder ab. Er mochte nicht raus und er mochte nicht arbeiten. Viel wichtiger war ihm sein Aussehen. Und er sah immer perfekt aus, perfekt geschminkt. Er brauchte das perfekte Aussehen – manchmal stand er acht Stunden am Tag vor dem Spiegel und schminkte sich. Im Restaurant wurde ich mehrmals angesprochen, weil er den ganzen Abend auf der Toilette verschwand und davon ausgegangen wurde, dass er Drogen nahm. Stattdessen war er mit Schminken beschäftigt. Die Leute draußen schauten ihm hinterher und verglichen ihn mit Michael Jackson. Von mir aus hätte er sich nicht schminken müssen.

Er brauchte Wasserfilter, Schminke etc. und obwohl ihm nichts gut genug war, war es unendlich teuer. Auch die Kosten für Strom und Wasser stiegen stetig, weil er täglich mehrere Stunden duschte. Ich finanzierte ihn komplett und trotzdem machte er mir ein schlechtes Gewissen, eben weil ihm nichts gut genug war und ihm nichts reichte. Inzwischen hatten wir Mietrückstände und die Nachbarn beschwerten sich, weil er zu laut war. Nachts drehte er seine Musik voll auf. Die Polizei stand deshalb öfter vor der Tür, aber das störte ihn nicht.

Als wir aus der Wohnung raus mussten, wuppten meine (inzwischen wieder) beste Freundin und ich den Umzug allein. Das Amt zahlte den Umzug und die neue Wohnung im Plattenbau, interessierte ihn aber auch nicht. Schminken war wichtiger.

Mittlerweile war ich vollends pleite, verschuldet und psychisch am Ende. Ich trank und rauchte viel zu viel. Ich ertrug seine emo-

tionalen Erpressungen nicht mehr und ihn nicht mehr. Mich überkam phasenweise eine regelrechte Lebensmüdigkeit. Tagsüber arbeitete ich, machte mehrere Jobs gleichzeitig, und abends war ich unterwegs. Ich betrank mich, um das alles irgendwie auszuhalten, um überhaupt noch in die Wohnung, in der er sich 24 Stunden lang aufhielt, zu können. Ohne Alkohol ging das nicht mehr.

Als ich eines Nachts heimkam, wollte er Geld. Sofort!! Da hatte ich so etwas wie eine rettende Eingebung und packte ein paar Sachen. Er kriegte das mit, sagte und machte aber nichts. Ich hob tatsächlich Geld ab, ging zurück und warf es ihm ins Gesicht. Danach verschwand ich endgültig und verbrachte den Rest der Nacht am Hauptbahnhof. Ich musste runterkommen und überlegen, was ich jetzt tun sollte. Morgens bot mir meine beste Freundin an, erst mal bei ihr zu bleiben. Ich nahm an und daraus wurden drei Monate.

In der gemeinsamen Wohnung war ich noch öfter, um ein paar Sachen und meinen Laptop zu holen. Er war jeweils mit Duschen oder Schminken beschäftigt, sodass es keine Probleme gab. Anfangs telefonierte er mir noch hinterher, um mir ein schlechtes Gewissen zu machen. Das funktionierte auch wunderbar – ich musste mir das schlechte Gewissen selbst verbieten. Und plötzlich (bald schon) ließ er mich in Ruhe: Er hatte einen Neuen. Auf meine Plattensammlung und den Rest meiner Sachen musste ich dann allerdings verzichten. Er behielt alles ein.

Nach neun Jahren Ehe und nachdem er seine Anwälte unter Druck gesetzt und erpresst hatte – diese übernahmen für ihn die Kosten –, wurden wir schließlich beim zweiten Gerichtstermin geschieden. Zu beiden Terminen tauchte er nicht auf, nur beim zweiten interessierte es niemanden mehr.

Er blieb in der Wohnung – und lebt dort bis heute. Ich blockierte seine Nummer und wir begegneten uns nicht wieder. Es kehrte Ruhe ein, auch den Alkohol brauchte ich nicht mehr. Die Scheidung ist nun einige Jahre her und das Vergangene konnte ich, unter anderem dank meines Freundeskreises und meiner Familie, abschließen und hinter mir lassen. Mein Co-abhängiges Verhalten liegt ebenfalls hinter mir. Mir ist vieles bewusst geworden. Mittlerweile gibt es an meiner Seite einen sehr lieben, respektvollen und wertschätzenden Partner, der ebenso für sich sorgen kann wie ich für mich.

Kinder

Kinder sind häufig die Leidtragenden – insbesondere in dysfunktionalen Familien. Und unter Umständen kann dieses Leid von einer Generation an die nächste weitergegeben werden.

Kinder sind auf Zuwendung angewiesen

Ein Aufwachsen von Kindern bei Eltern (oder anderen engen Bezugspersonen) mit einer Borderline-Symptomatik unterscheidet sich in der Regel deutlich von einem Aufwachsen in »gesunden« Familien, insbesondere, wenn die Mutter betroffen ist. Ein Kind ist von Geburt an auf die Zuwendung seiner Eltern angewiesen. Es ist abhängig. Angefangen bei der Befriedigung der lebensnotwendigen Bedürfnisse wie Nahrungsaufnahme, Körperkontakt oder Kommunikation bis hin zu Bildung, ersten Sozialkontakten oder Kleidung. Um die Befriedigung dieser kindlichen Bedürfnisse kümmert sich meist die Mutter. Mitunter befinden sich auch andere Bezugspersonen in entsprechender Position. Im Folgenden wird jeweils die Bezeichnung »Mutter« verwendet.

Aufgrund der eigenen Problematik kann die Bedürfnisbefriedigung für eine Mutter mit einer Borderline-Persönlichkeitsstörung bisweilen schwierig sein – auch wenn sie es gut oder richtig machen möchte. Dabei kann es zum Beispiel um ein zu geringes emotionales Kümmern gehen, vielleicht durch eigene Schutzmechanismen oder Triggersituationen. So kann es einer Mutter, deren eigene Bedürfnisse nicht oder nur teilweise erfüllt wurden, (ohne therapeutische Hilfe) kaum gelingen, den Bedürfnissen ihres Kindes gerecht zu werden oder jenen erwachsen zu begegnen. Die Folgen für das Kind wiederum können dramatisch sein.

Bezugspersonen ohne Diagnose

Allerdings sind viele betroffene Mütter weder diagnostiziert noch behandelt – etwa bei der älteren Generation. Immerhin verletzen sich nicht alle Betroffenen selbst oder sind unbeständig und neigen zu Beziehungsabbrüchen. Manche Partnerschaften bestehen über Jahre oder Jahrzehnte. Zudem spielen psychische Erkrankungen und Psychotherapie oftmals eher eine untergeordnete Rolle. Entsprechend gering kann vielleicht auch die Bereitschaft zur Selbstreflexion ausfallen.

Zu viel oder zu wenig?

Für Mütter mit einer Borderline-Symptomatik ist es häufig nicht leicht, das richtige Maß zwischen zu viel und zu wenig an Bindung, Fürsorglichkeit und Liebe zu finden. In der Regel haben sie selbst keine konstante Bindung erfahren oder keine Objektkonstanz entwickeln können. Die Objektkonstanz bildet sich ca. zwischen dem 25. und 36. Lebensmonat aus. Allerdings sind die vorherigen Entwicklungsphasen ebenfalls von wesentlicher Bedeutung.

So kann es neben dem Wunsch, es besser oder anders machen zu wollen – wie in anderen Lebensbereichen auch – etwa zu einer Spaltung in schwarz oder weiß oder gut oder schlecht/böse kommen. Auch das Schwanken zwischen Idealisierung und Entwertung zählt dazu. Nun wird ein Kind von der Mutter möglicherweise als gut oder schlecht/böse wahrgenommen – gerade bei mehreren Kindern –, und mit zu viel oder zu wenig Liebe und Zuwendung bedacht. Beides ist für die kindliche Entwicklung eher ungünstig.

Die Symbiose zwischen Mutter und Kind

Zwischen Mutter und Kind besteht von Beginn an eine Symbiose. Und von dieser Verschmelzung ausgehend, entwickelt sich ein Kind. Ein Zuviel oder eine Überfürsorge kann jedoch zu einer Symbiose zwischen Mutter und Kind führen, die nicht dem üblichen Sinn entspricht und keinen gegenseitigen Nutzen bedeutet. Diese Verschmelzung ist destruktiv. Hierbei spielen etwa ständige Kontrolle, Manipulation, Angst und Abhängigkeit eine Rolle. Folglich kann das Kind sich nicht entwicklungsgerecht von der Mutter ablösen, um ein eigenes Ich auszubilden. Dies geschieht ca. zwischen dem 16. und 25. Lebensmonat.

Eine Mutter wiederum, die ihr Kind vorwiegend als schlecht beziehungsweise böse wahrnimmt, beschenkt es vielleicht mit zu wenig Liebe und Zuwendung. Hierbei können zum Beispiel Ablehnung, Ignoranz, Vernachlässigung oder andere Gewalterfahrungen (körperlich/sexuell) eine Rolle spielen.

Zusammengefasst können sich sowohl ein Zuviel als auch ein Zuwenig an Bindung, Fürsorglichkeit und Liebe auf die kindliche Entwicklung auswirken und die Basis etwa für die spätere Ausbildung von psychischen Erkrankungen wie Borderline oder Narzissmus sein. So gibt die Mutter ihre Bindungserfahrung, ihr Bindungstrauma an die nächste Generation weiter.

Was alles möglich ist

Kinder von Müttern mit Borderline-Symptomen erleben und ertragen mitunter Unglaubliches. Hier soll es vornehmlich um die Mütter gehen, die sich der Diagnostik und der Therapie verschließen oder nicht um ihr Störungsbild wissen (wollen).

Die Mütter können ihren Kindern zum Beispiel unberechenbar, launisch, ambivalent, missgünstig, eifersüchtig oder neidisch begegnen. Der Neid kann sich auf alles und jede oder jeden beziehen. Sie können ihre Kinder vernachlässigen, ablehnen, ignorieren – etwa tagelang nicht mit ihnen sprechen oder sie wie Luft behandeln –, kontrollieren, manipulieren, ihnen hinterherspionieren, ihnen drohen, sie emotional erpressen, sie verachten und auch vor Publikum verspotten, demütigen, auslachen oder bloßstellen. Die Kinder können ihren Müttern oft nicht vertrauen. Oder bei mehreren Kindern können die Mütter in derselben Sache mit zweierlei Maß messen, je nach Gunst und Stimmung.

Dennoch sind das Erleben und Verhalten der Mütter individuell, trotz mancher Ähnlichkeiten. Gleichermaßen individuell kann der Umgang betroffener Mütter mit ihren Kindern sein.

So erdulden die Kinder bisweilen Beschimpfungen oder Bestrafungen der Mutter – nicht selten grundlos. Oder etwa weil sie eine andere oder überhaupt eine Meinung haben, die Klamotten der Mutter nicht anziehen wollen, oder aber weil die Mutter ihre Wut an ihnen auslässt, die Mutter sie schlicht »hasst« oder ihr »gerade danach ist«.

Zum Beispiel berichtete eine junge Mutter, dass sie ihr knapp zweijähriges Mädchen stundenlang allein in einem dunklen Zimmer einschloss, nachdem die Oma ihr außerhalb der Mahlzeit etwas zu essen gegeben hatte. Sie ertappte die beiden auf »frischer Tat«, riss der Oma das Kind vom Schoß und separierte es. »Sie soll endlich lernen, zu den Mahlzeiten zu essen!« Den Schlüssel steckte sie ein und verschwand.

Emotionale Erpressung als »Erziehungsmaßnahme«

Bei emotionaler Erpressung geht es um die Manipulation einer anderen Person durch Gefühle. So nutzt die manipulierende Person Gefühle, um zu bekommen, was sie von der anderen Person will. Hierzu dienen etwa Vorwürfe, Drohungen, Beschimpfungen, Wutausbrüche, Vergleiche, Angst machen, insbesondere aber das Erzeugen von Schuldgefühlen oder das Erinnern an Pflichten. In der Regel reagiert die andere Person darauf und fühlt sich zum Beispiel schuldig oder bedroht, oder sie zweifelt an sich und/oder versucht nun, der manipulierenden Person alles recht zu machen. Manipulation kann jedoch auch auf die »nette« Weise erfolgen, durch Sätze wie »Wenn du heute lieb und artig bist …«.

Emotionale Erpressung kann in beinahe allen Beziehungen vorkommen, je nach Bewusstheit über das eigene Verhalten beziehungsweise Selbstreflexion der beteiligten Personen. Mitunter geschieht ein emotionales Erpressen auch unbewusst. In anderen Fällen wiederum kann es bewusst passieren, etwa in Mutter-/Eltern-Kind-Beziehungen dysfunktionaler Familien oder in toxischen Beziehungen.

Verantwortung, »Schuld« und Rollentausch

Verantwortung und »Schuld« können ebenfalls von Bedeutung sein. Die Kinder werden unter Umständen dafür verantwortlich gemacht, dass etwas nicht nach den Wünschen oder Vorstellungen der Mutter funktioniert – etwa, wenn die Mutter nicht schlafen kann, es ihr schlecht geht, das Essen anbrennt oder das Auto kaputt ist. Da die Mutter die Verantwortung selbst vielleicht nicht tragen und nicht erwachsen reagieren kann, gibt sie die Verantwortung weiter. Verantwortung und Schuld werden dabei oft synonym verwendet, etwa »das ist alles deine Schuld« oder »nur wegen dir«. Die Kinder wiederum fühlen sich tatsächlich »schuldig« und verantwortlich für die beklagten Probleme – und nicht selten auch für ihre Mutter.

So kann ein Rollentausch stattfinden und die Kinder rutschen in die Mutterrolle. Nun fühlen die Kinder sich in vielerlei Hinsicht für ihre Mutter zuständig. Umgekehrt behandelt eine Mutter mit Borderline-Symptomen ihre Kinder eventuell nicht wie Kinder und sieht eher »kleine Erwachsene« in ihnen. Entsprechend können die Kinder neben Eifersucht, Wut, Zurückweisung und Neid verschiedenste emotionale, zum Teil kindliche Reaktionen der Mutter erleben – und werden mitunter als Konkurrenz wahrgenommen.

Manchmal fungieren die Kinder gar als Partnerersatz und übernehmen eine Rolle, die ebenfalls nicht kindgerecht ist. Sie können etwa erste Ansprechpartnerinnen oder Ansprechpartner der Mutter sein, ihrer Mutter zur Seite stehen, sie unterstützen, beschützen oder bei Entscheidungen »behilflich« sein. Diese Rolle wird den Kindern vielleicht erst im späten Erwachsenenalter bewusst.

Auswirkungen auf die Kinder

Da die Kinder sich häufig nicht entwicklungsgerecht von der Mutter ablösen können/dürfen, können sie mit dem Außen, mit der Welt überfordert sein oder diese als Bedrohung erleben. Zudem können sie ausgeprägte Trennungs- oder Verlustängste entwickeln und haben vielleicht Angst, dass ihrer Mutter in ihrer Abwesenheit etwas zustößt oder Angst, ihre Mutter zu verlieren – was ihrer eigenen Vernichtung gleichkäme. Und nicht selten wird ihnen späterhin vielleicht gar vermittelt, dass sie nicht allein zurechtkommen. Oder dass sie nichts richtig machen oder sie als Person nicht richtig sind.

Besonders verunsichernd für Kinder können Situationen sein, in denen die Mutter ihnen die Wahrheit abspricht und behauptet, was sie sagen, stimme nicht. Etwas, das für die Mutter jetzt wahr und richtig ist, ist vielleicht schon im nächsten Moment nicht mehr wahr und richtig. Bisweilen werden Wahrheiten verdreht oder dem jeweiligen Bedarf angepasst – die betroffene Mutter hat oft ihre eigene Wahrheit. Auch kann es vorkommen, dass einst Gesagtes oder Geschehenes später geleugnet, möglicherweise »vergessen« wird, und die Kinder als Lügende dastehen. Daraus können sich für die Kinder heftige Konflikte ergeben. Sie können zum Beispiel weder ihrer Mutter noch sich selbst oder ihrer eigenen Wahrnehmung vertrauen, sich weder auf die Mutter noch auf sich selbst verlassen. So zweifeln sie an sich und wissen häufig nicht, was richtig oder falsch ist.

Wenn der Rückhalt fehlt

Oftmals erfahren die Kinder wenig Unterstützung durch ihre Mutter und fühlen sich alleingelassen, unsicher oder leben in Angst vor ihrer Mutter, mitunter auch vor anderen Menschen oder dem Leben insgesamt.

Zum Beispiel erzählte ein achtjähriger Junge, wie es ihm in der Schule ergangen war und dass ein Mitschüler morgens sein Etui versteckt hatte, woraufhin der Lehrer ihn rüffelte und nicht etwa den Mitschüler. Die

Mutter unterbrach ihn ständig, fauchte ihn an und verpasste ihm Hausarrest. »Den kann man gar nicht genug bestrafen«, wütete sie. Als der Junge schließlich weinte, ließ sie nicht von ihm ab, sondern erklärte ihm, dass er unmöglich und peinlich sei – und überall auffallen müsse. Dass es ihr langsam reichen und sie sich nur noch für ihn schämen würde. Außerdem sei er doch wohl langsam alt genug, um sich zu wehren.

Häufig bleiben solche oder ähnliche Dramen unter Verschluss. Nach außen dringt nichts und dafür wird in der Regel einiges getan. Die jeweiligen Partnerinnen und Partner (falls vorhanden) verhalten sich nicht selten Co-abhängig und die Kinder sind nicht in der Lage, sich zu widersetzen oder die Situation einzuschätzen. Vielmehr sind sie der Situation ausgeliefert und ihrer Mutter, auf die sie gleichzeitig angewiesen sind – und die sie meist dennoch zu rechtfertigen und zu idealisieren versuchen.

Kinder entwickeln (Überlebens-)Strategien

Die Welt, in der Kinder groß werden, bildet ihren Alltag, ihre Normalität. Und in dieser versuchen sie zurechtzukommen und zu überleben. Um das allerdings zu schaffen, entwickeln Kinder betroffener Mütter häufig vielerlei Strategien und Verhaltensweisen. Zum Beispiel sagen oder tun sie genau das, was von ihnen erwartet wird – auch entgegen ihren eigenen Bedürfnissen und Gefühlen. Unter Umständen besteht gar kein Zugang zu den eigenen Gefühlen oder sie werden versteckt oder vermieden. Auf diese Weise probieren die Kinder (mitunter schlimmen) Bestrafungen zu entgehen.

Zumal sie ja meist schon früh gelernt haben, dass ihre Gefühle und ihre Wahrnehmung falsch oder lächerlich sind. Bisweilen lügen sie auch und leugnen Fehler oder Dinge, die sie falsch gemacht haben, um sich selbst zu »retten«. Nur selten haben die Kinder eine eigene Meinung. Eher vergewissern sie sich bei anderen, dass das, was sie tun oder sagen, richtig ist – sie richten sich nach anderen aus, da sie ohnehin oftmals von sich glauben, falsch oder nicht richtig zu sein. Die Folgen im Alltag können etwa Unsicherheit und Ängste sein, bis hin zum sozialen Rückzug. Der Rückzug wiederum nützt ihnen, um zum Beispiel Mobbing durch Mitschüler zu vermeiden. Ferner können die Kinder mit Aggressionen, Sprach- und Sprechstörungen und vielen anderen (psycho-)somatischen Symptomen reagieren.

Von Generation zu Generation

Zusammenfassend können die (auch langfristigen) Folgen für Kinder aus dysfunktionalen Familien erheblich sein. Zum einen für sie selbst und zum anderen für die nächste Generation. Da die Kinder, wie schon ihre Mutter (oder andere enge Bezugspersonen), defizitär aufwachsen und mit denselben oder ähnlichen Mustern konfrontiert werden, ist es wahrscheinlich, dass sie ihre Erfahrungen an die nächste Generation weitergeben.

Dieser Kreislauf kann durchbrochen werden. Gerade Kinder sind hierbei jedoch auf die Unterstützung von außen angewiesen, zum Beispiel auf Vertrauenslehrer, auf Haus- und Kinderärzte oder schlicht auf aufmerksame Menschen als Erstkontakt. Weitere Maßnahmen können dann etwa durch Jugendämter erfolgen. So kann sich frühzeitige professionelle Hilfe günstig auf die geistige und seelische Entwicklung der Kinder auswirken und der Ausbildung etwa von psychischen Erkrankungen entgegensteuern. Gleichwohl ist es für professionelle Unterstützung nie zu spät.

Auch bei erwachsenen Kindern von Eltern mit einer Borderline-Symptomatik spielt Hilfe von außen in Form von psychotherapeutischer Unterstützung eine wichtige Rolle, um negative Erfahrungen aufzuarbeiten, diese hinter sich zu lassen und eben nicht auf die nächste Generation zu übertragen.

Epigenetik – der Einfluss auf die Zelle

Die Epigenetik ist ein Teilgebiet der Biologie beziehungsweise der Genetik, das sich mit den Einflüssen der Umwelt, zum Beispiel Ernährung,

Giftstoffe oder Stress, auf die Genaktivität von Lebewesen befasst. Dabei geht es nicht um strukturelle Veränderungen (Sequenz) der DNA (Erbinformation), sondern vielmehr um eine Modifikation, also um das Anhängen oder Entfernen von Molekülen an die DNA. Diese epigenetischen Veränderungen können an die kommenden Generationen weitergegeben werden – sie sind aber auch reversibel oder umkehrbar.

Stress und Epigenetik

Stress meint die Beanspruchung oder Anspannung einer Person durch innere oder äußere Reize, sogenannte Stressoren, die mit körperlichen und psychischen Reaktionen einhergehen kann. Gemeinhin werden Eustress und Disstress unterschieden. Bei Eustress handelt es sich um positiven Stress, häufig verbunden mit Glücksgefühlen, zum Beispiel Vorfreude auf den Geburtstag oder andere Ereignisse.

Disstress dagegen bezeichnet negativen Stress, der sich entsprechend auswirkt. Negative Gefühle und Gedanken beispielsweise, die sich auf Personen und/oder Ereignisse beziehen und immer wieder für (negativen) Stress sorgen, vielleicht aufgrund einer dysfunktionalen Familiensituation, können Einfluss auf die Erbinformation in den Zellen nehmen und epigenetische Veränderungen hervorrufen. Durch eine Aufarbeitung dieser negativen Gefühle und Gedanken können mögliche epigenetische Veränderungen angegangen und eine Weitergabe verhindert werden. Hierbei können zum Beispiel Klopftechniken wie MET (Meridian-Energie-Techniken) unterstützen.

Psychische Traumen beziehungsweise Traumata, vielleicht aufgrund einer Gewalttat, bedeuten extremen Stress für einen Menschen. Die Auswirkungen von Traumata (kürzer oder länger zurückliegend) können ebenfalls weitergegeben werden und sich in einer nachfolgenden Generation etwa als Ängste oder sonstige psychische Belastungen zeigen – umso wichtiger ist eine Aufarbeitung vorhandener Traumata.

Das transgenerationale Trauma

Die Weitergabe eines Traumas an eine nachfolgende Generation (transgenerationales Trauma) geschieht im Allgemeinen unbeabsichtigt und unbewusst. So können auch unausgesprochene oder verdrängte Traumata oder »Familiengeheimnisse« weitergegeben werden. Eine besondere Bedeutung kommt dabei zum Beispiel der Weitergabe traumatischer Erlebnisse Holocaust-Überlebender an die Nachkommen zu. Eine nachfolgende Generation kann nun psychische Symptome oder Störungen entwickeln, die für die Betroffenen in der Regel schwer zuordenbar sind. Zum einen müssen sie selbst nicht unbedingt ein Trauma erlebt haben und zum anderen können die Vorfahren häufig nicht mehr befragt werden. Jene schützten sich zu Lebzeiten vielleicht durch Schweigen.

Psychische Belastung oder schon Trauma?

Der Begriff Trauma wird heutzutage beinahe inflationär verwandt. Gleichwohl gibt es bestimmte Kriterien, die ein Trauma als solches definieren. Psychische Belastungen kennt vermutlich jede und jeder, etwa nach Trennungen oder einem Jobverlust – eine sogenannte Anpassungsstörung.

Bei einem Trauma jedoch handelt es sich um ein zutiefst erschütterndes, existenziell beziehungsweise lebensbedrohliches Ereignis wie eine Vergewaltigung, ein schwerer Unfall oder auch Zeuge dessen, das mit Reaktionen wie Entsetzen, sich wie betäubt fühlen, Flashbacks, Wut oder Albträumen einhergehen kann. Ob und in welchem Ausmaß sich Symptome entwickeln, hängt von verschiedenen Faktoren ab, etwa der Resilienz der Betroffenen. So bilden sich häufig keine andauernden Symptome aus oder etwaige Symptome bilden sich zeitnah von allein wieder zurück. Auf ein traumatisches Ereignis mit Symptomen zu reagieren ist normal. Hierbei wird auch von einer normalen Reaktion auf ein unnormales Ereignis gesprochen – eine sogenannte akute Belastungsreaktion.

Traumata sind mit extremem Stress verbunden

Traumata sind Ereignisse, die extremen Stress bedeuten, die die Bewältigungsmechanismen eines Menschen überfordern und eine Bedrohung für Leib und Leben darstellen – sowie mit langfristigen Folgen für Körper und Psyche einhergehen und das weitere Leben beeinträchtigen können (nicht müssen). Traumatische Ereignisse sind mit Gefühlen der Hilflosigkeit und des Ausgeliefertseins verbunden. Sie können einmalig vorkommen oder mehrmalig oder mitunter auch länger andauern und sich wiederholen, wie Gewalterfahrungen in der Kindheit. Zu den langfristigen Folgen traumatischer Erlebnisse können zum Beispiel Ängste, Depressionen, Substanzmissbrauch oder auch posttraumatische Belastungsstörungen (PTBS) zählen. Jene können wiederum Risikofaktoren sein, etwa für die Entwicklung von Herz- oder Gefäßerkrankungen, Autoimmunerkrankungen oder Krebs.

Was ist eine posttraumatische Belastungsstörung (PTBS)?

Posttraumatische Belastungsstörungen zeigen sich meist einige Wochen bis Monate nach einem traumatischen Ereignis. Die Reaktionen auf das Ereignis sind lang anhaltend und für die Betroffenen schwer aushaltbar. So können zum Beispiel Flashbacks (wiederkehrende, sich aufdrängende Erinnerungen an das traumatische Ereignis) auftreten, Albträume, Schlafstörungen, Angst, Vermeidungsverhalten, sozialer und emotionaler Rückzug, vegetative Übererregtheit, Vigilanzsteigerung (gesteigerte Aufmerksamkeit und Reaktionsbereitschaft) und erhöhte Schreckhaftigkeit. Mitunter können auch etwa Depressionen die Symptome überlagern oder Substanzmissbrauch zur Kompensation eine Rolle spielen.

Symptome und Diagnosen erwachsener Kinder

Ein Aufwachsen in dysfunktionalen Familien bleibt in der Regel nicht folgenlos. Jede und jeder reagiert anders und die Folgen können unterschiedlich oder ähnlich sein, bewusst oder unbewusst. Auch können die Symptome Co-abhängigen Verhaltensweisen gleichen oder solche bedeuten. Oder es kann zu anderen Überschneidungen kommen. Eine klare Kategorisierung ist oft nicht möglich.

So sind die Schwierigkeiten erwachsener Kinder von Müttern oder anderen engen Bezugspersonen mit einer Borderline-Symptomatik meist erheblich und weitreichend. Und mitunter sind die Kinder ihr Leben lang mit den gemachten Erfahrungen – und der Aufarbeitung – beschäftigt. Die Beschwerden können »bunt« sein, zum Beispiel:

- fehlendes Vertrauen in andere Menschen
- fehlendes Vertrauen in die eigene Wahrnehmung
- Selbstzweifel
- geringes Selbstwertgefühl
- Ängste und Phobien – meist einhergehend mit einem Vermeidungsverhalten, zum Beispiel generalisierte Angst, Panikattacken oder Sozialphobie.
- Zwänge
- Aufmerksamkeits- und Konzentrationsstörungen
- Ruhelosigkeit
- Schlafstörungen
- Zähneknirschen
- Depressionen
- Essstörungen
- Suchtverhalten
- Beziehungsprobleme
- Suizidalität!
- körperliche Beschwerden

Wenn sich Wut und Aggression anstauen

Gefühle wie Wut und Aggression erleben nicht nur Borderline-Betroffene. Sie sind jedem Menschen bekannt. Allerdings sind diese Emotionen in der Gesellschaft eher negativ besetzt und »dürfen« häufig nicht an die Oberfläche. Gefühle wie Wut, Aggression, aber auch Ärger stellen eigentlich eine Schutzreaktion dar. Sie wirken erregend und stimulierend – und dienen zum Beispiel bei Angriffen auf die eigene Person der Selbstbehauptung und tragen zu einem gesunden Selbstwertgefühl bei. Erst wenn diese Gefühle überhandnehmen oder verschiedene Einflüsse zusammenkommen, kann es problematisch werden – und es entstehen etwa Destruktivität oder Gewalt.

So spielen Wut und Aggression in vielen Familien eine Rolle, insbesondere jedoch in dysfunktionalen Familien oder wenn die Mutter oder andere enge Bezugspersonen Borderline-Symptome aufweisen. Kinder können ihre Wut meist weder einordnen noch kanalisieren, sodass sie sich anstaut und schließlich ihren Weg sucht – nach außen oder innen.

Wohin mit der Wut?

Wut, die ihren Weg nach außen nimmt, kann sich etwa durch verbale oder körperliche Gewalt gegenüber anderen zeigen. Kinder können auffallen, weil sie vielleicht den Unterricht stören, auf Gegenstände eintreten, Mitschüler angreifen oder mobben. Bisweilen können dies etwa Hinweise auf familiäre Schwierigkeiten sein. Jugendliche und Erwachsene können zum Beispiel durch aggressives Verhalten, Körperverletzung oder anderweitige Straftaten auffallen. Dramatisch sind etwa Berichte über Töchter oder Söhne, die ihre Eltern oder einen Elternteil töten oder deren Häuser in Brand setzen. Obgleich die Tathintergründe meist im Verborgenen bleiben.

Wut, die sich nach innen staut, richtet sich oftmals gegen die eigene Person oder gegen körpereigene Strukturen. In der Folge kann es sowohl zu Selbstverletzungen kommen als auch zu verschiedenen Symptomen und Erkrankungen – je nachdem, über welches Organ oder Organsystem sich die Wut zeigt.

Beispielsweise kann sich Wut über Schluckbeschwerden, Migräne oder Bluthochdruck (Hypertonie) äußern oder, wenn etwa das Immunsystem beteiligt ist, über Allergien, erhöhte Entzündungswerte oder Autoimmun- beziehungsweise Autoaggressionserkrankungen. Häufig wirken jedoch verschiedene Emotionen und Faktoren wie etwa Zeit zusammen.

Unterdrückte Emotionen können krank machen

Unterdrückte und verdrängte Emotionen besitzen Macht. Sie bedeuten Stress für Körper und Seele. Neben Wut spielen oft noch andere Gefühle eine Rolle, etwa Angst und Trauer. Aber auch Schuld, Scham oder (enttäuschte) Liebe zählen dazu.

Viele Menschen verdrängen ihre Emotionen und erkranken mitunter schwer. Gleichwohl kommen unterdrückte und verdrängte Gefühle in dysfunktionalen Familien besonders häufig vor. So können unterdrückte und verdrängte Gefühle für die Kinder zum einen ein Schutz sein und zum anderen zu Symptomen führen. Da Menschen unterschiedlich reagieren, können die Symptome individuell ausfallen oder sich unter Umständen erst im Erwachsenenalter bemerkbar machen. Bisweilen können unspezifische Symptome wie Beziehungsprobleme, Depressionen oder Suchttendenzen auf verdrängte Emotionen hinweisen. Allerdings können sich auch körperliche Erkrankungen entwickeln – und erste Anzeichen (nach bekanntem Muster) vielleicht nicht beachtet oder ernst genommen werden.

Matthias

Matthias, Anfang Fünfzig, alleinstehend, diverse Ängste, Beziehungsprobleme, Selbstwertprobleme, Schlaf- und Konzentrationsstörungen sowie Depressionen. Offizielle Diagnose: Burn-out. Die Borderline-Symptomatik seiner Mutter wurde, wie bei vielen Menschen dieser Generation, weder diagnostiziert noch behandelt. Er berichtet:

Als ich 17 Jahre alt war, verschwand meine Mutter, quasi über Nacht. Meine ältere Schwester war gerade ausgezogen, mein jüngerer Bruder ging zur Schule und ich stand kurz vor dem Abitur. Mein Vater war Alkoholiker und nur in den ersten Jahren anwesend. Meine Mutter setzte ihn irgendwann vor die Tür. Wie ihr das gelang, weiß ich nicht. Er war laut und aggressiv. Wir Kinder hatten uns, wir beschützten und trösteten uns gegenseitig. Bis dahin war mir nicht aufgefallen, dass meine Mutter häufig unterwegs und selten zu Hause war. Im Nachhinein kann ich mich auch nicht erinnern, meine Eltern oft beieinander gesehen zu haben. Als mein Vater fort war, arbeitete meine Mutter in einem Schuhladen, einem Café, einem Kiosk und manchmal hatte sie mehrere Jobs gleichzeitig. Voller Stolz erzählte sie jedem, dass sie für unseren Unterhalt aufkam, uns hingegen warf sie es vor.

Durch meine Schwester, die mich mit zum Sport nahm, fing ich recht früh zu laufen an. Langstrecken. Sie spielte Fußball, aber das lag mir nicht. Der Leichtathletiktrainer bemühte sich sehr um alle Kinder und Jugendlichen. Durch ihn konnte ich zum Gymnasium. Meiner Mutter war das egal, sie begann uns Geschwister gegeneinander auszuspielen und schrie uns an, wenn wir nicht taten, was sie wollte. Meinen Bruder zog sie meiner Schwester und mir vor. Mein Bruder konnte sich auf sie verlassen, meine Schwester und ich nicht. Wenn wir drei trotzdem zusammenhielten, wurde sie eifersüchtig und bestrafte uns. Oder sie redete tagelang nicht mit uns. Auf meine Schwester schlug sie einmal so heftig ein, dass sie sich Hilfe holte. Von da an war das Jugendamt zwar eingeschaltet, aber viel passierte nicht – obwohl meine Schwester mehrmals Schutz suchte.

Ich war oft beim Sport und bekam Zugang zur Literatur. Beides wurde mein Halt. Nur Freunde hatte ich nicht und in der Schule gab es regelmäßig Ärger mit den Klassenkameraden. Mobbing vom Feinsten. Ich verschlang Hesse und Kafka, las mich in fremde Welten und lenkte mich ab. Meine Schwester begann eine Lehre und gab den größten Teil ihres Lohns an meine Mutter ab. Die Bedingung, um zu bleiben. Meine Mutter hackte ständig auf ihr herum, sprach Verbote aus und wollte, dass sie sich von ihrem Freund trennt. Uns drei hetzte sie weiter gegeneinander auf. Mit Erfolg, unser Zusammenhalt schmolz dahin. Es flogen Türen, wir brüllten uns an und gönnten einander nichts. Eines Tages verließ meine Schwester uns. Sie war mittlerweile 18 und damit volljährig. Nun wurde es finanziell eng, die Wohnung war zu groß und meine Mutter mit sich beschäftigt. Sie lackierte ihre Nägel, färbte ihre Haare, motzte herum und war dauernd unterwegs. Über den Rest mochte ich nicht nachdenken. Zwischen meinem Bruder und mir krachte es gewaltig. Trotzdem fühlten wir uns für sie verantwortlich. Er warf mir vor, dass ich faul sei, weil ich weiter zur Schule ging und Zeit verschwendete. Mein Nebenjob sei ein Witz und überhaupt sei ich schuld an dem ganzen Mist.

Kurz darauf packte meine Mutter ihre Sachen. Ich hatte das Gefühl, in einer einzigen Nacht alles zu verlieren, inklusive meiner Zukunft. Meine Mutter ging ohne ein Wort und ließ meinen pubertierenden Bruder und mich mit einen Haufen Schulden zurück. Mir brach das letzte bisschen Normalität weg. Mein Bruder kam in ein betreutes Wohnen und ich kam bei meinem Trainer und dessen Familie unter. Ihm verdanke ich sehr viel. Er nahm mich bis zum Abitur bei sich auf. Danach verließ ich die Gegend und studierte Germanistik, Anglistik und Sport. Das Studium war schwer, aber ich musste an sonst nichts denken. Auch nicht daran, dass ich mich im Leben überhaupt nicht zurechtfand.

Es dauerte Jahre und bedurfte etlicher Therapien, bis ich mich anderen Menschen öffnen konnte. Erst als ich mein Studium beendet hatte, konnte ich echte Nähe aushalten. Doch auch die Beziehung hielt nicht lang. Zudem gab es beruflich immer wieder Probleme. Es folgten Depressionen und mehrere Klinikaufenthalte. Mich begannen verschiedene Ängste zu plagen und ich glaubte, nicht zu genügen. Ich steuerte gegen und promovierte, aber das Unterlegenheitsgefühl blieb. Alkohol und Drogen kamen nie infrage, obwohl ich oft kurz davor war. Zwischendurch gab es ein paar Frauen. Die Beziehungen waren oberflächlich, ich fühlte mich nicht verstanden und konnte mich nicht einlassen. Einmal suchte ich den Kontakt zu meiner Mutter, aber statt der erhofften Aussöhnung, begegnete sie mir mit Vorwürfen. Es hatte sich nichts verändert. Den Kontakt zu meinen Geschwistern suchte ich erst gar nicht.

Sophie

Sophie, Mitte Vierzig, alleinerziehend, eine kleine Tochter, Co-abhängiges Verhalten und Sozialphobie, zurückliegende Suchttendenzen. Die Borderline-Symptomatik ihrer Mutter wurde ebenfalls weder diagnostiziert noch behandelt. Sie berichtet:

Meine Probleme begannen schon während der Schulzeit. Ich traute mich nicht, etwas zu sagen oder vor anderen zu sprechen. Richtig schlimm war es in der Gegenwart von Erwachsenen oder von Autoritätspersonen. Im Unterricht meldete ich mich selten. Falls ich trotzdem drangenommen wurde, begann mein Herz zu rasen, ich schwitzte, errötete und bekam kaum einen Ton heraus oder meine Sprache überschlug sich. Und ich wusste plötzlich nichts mehr, mein Kopf war wie leergefegt. Offene Fragen klärte ich nicht, ich machte einfach. Dementsprechend miserabel waren meine Noten.

Als ich ein bisschen älter war, merkte ich, dass es die Angst davor war, etwas Falsches zu sagen oder etwas falsch zu machen und deswegen bloßgestellt zu werden. Das machte es noch schlimmer, ich begann mir selbst peinlich zu sein. Bald schämte ich mich für mich und für alles, was ich sagte oder tat. Ich erwartete, von vornherein kleingemacht zu werden. Wenn ich zum Beispiel Gitarre spielte, klappte das wunderbar, solange ich allein war. Sobald jemand in der Nähe war und mir auf die Finger schaute, ging nichts mehr. Ähnlich war es beim Essen. Sobald mir jemand zuschaute, wurde ich unsicher und konnte die Gabel kaum noch zum Mund führen oder ich zitterte und kleckerte. Ich war so wütend auf mich.

Meine beste Freundin konfrontierte mich als Erste damit, dass es bei uns zu Hause nicht normal läuft. Damals war ich zwölf und fand den Ablauf bei uns zu Hause vollkommen normal. Für mich war es normal, dass meine Mutter meinen älteren Bruder und mich allein großzog. Bei meiner Freundin standen beide Eltern zur Verfügung und beide waren bei Bedarf ansprechbar, es gab keine schlechte Laune, kein Geschrei und niemand rastete aus, wenn etwas schieflief. Dort wurde niemand handgreiflich, niemand lästerte oder belustigte sich auf Kosten anderer. Und es war genug Geld da. Meine Freundin durfte auch viel mehr als ich. Zum Beispiel durften wir bei ihnen kochen, und als einiges misslang, erwartete ich ein Riesendonnerwetter. Doch es gab keins, niemand beschwerte sich oder wurde ausfallend.

Bei uns zu Hause wäre die Hölle los gewesen. Oder besser, wenn mein Bruder es vermasselt hätte, wäre es okay gewesen. Bei mir wurde entweder dramatisiert oder bagatellisiert. Ein Dazwischen gab es nicht. Meine Mutter liebte meinen Bruder über alles. Einmal, im Winter bei Glatteis, holte sie ihn von der Schule ab. Mich nahm sie nicht mit. Ich versuchte zu Fuß nach Hause zu kommen, rutschte aber ständig aus und fiel auf die befahrene Straße. Der Vater eines Klassenkameraden hielt schließlich an, half mir hoch und zog mich ins Auto. Vor lauter Angst, dass das jemand mitbekam, bat ich ihn, mich schon ein Stück vor unserer Wohnung rauszulassen – er weigerte sich und brachte mich bis direkt vor die Haustür. Dürfe doch ruhig jeder mitbekommen, meinte er. Er konnte ja nicht wissen, was das bedeutete. Meine Mutter beschimpfte mich, warf mir vor, dass ich es wohl nicht nötig hätte zu laufen. Früher hätte es gar keine Autos gegeben. Mein Bruder stand grinsend daneben. Ich machte nichts richtig und glaubte das leider auch.

Zum Geburtstag gab es Geschenke. Mein Bruder bekam das, was er sich wünschte. Meist Lego oder anderes Spielzeug, das er sammelte. Ich bekam Klamotten, die ich nicht wollte und die ich mir nicht selbst aussuchen durfte. Mich darüber zu beschweren, wagte ich nicht. Mir genügten schon die Beschimpfungen, wenn ich ihre Sachen nicht anziehen wollte. Sie meinte dann, die Sachen seien mir wohl nicht gut genug und eigentlich dürfe ich nie wieder etwas bekommen oder müsse nackt rumlaufen, so undankbar sei ich. Außerdem sei ich wohl etwas Besseres, aber das würde sie mir schon noch austreiben. Also zog ich die Sachen an und schämte mich, ich sah darin aus wie meine Mutter oder Oma – uralt. In der Schule wurde ich schief angesehen und hinter meinem Rücken wurde gelästert und gekichert, beim Sport war es besonders schlimm. Das war nur peinlich. Wenigstens gehörte ich nicht zu denen, die gemobbt wurden. Klamotten, die meine Mutter selbst tragen wollte, nahm sie mir wieder weg, weil ich sie ja sowieso nicht trug. Sie machte sich über mein Aussehen lustig, über meine langen Haare, über alles. Sie warf mir vor, dass ich keinen Geschmack hätte und keine Geschenke verdient hätte. Eigentlich hätte ich überhaupt nichts verdient und erst recht nichts Gutes. Andere Mütter hätten so hübsche und intelligente Töchter, ich sei eine Strafe und dumm obendrein. Sie könnte mich nicht mal weggeben. »Niemand will dich, niemand!!« sagte sie oft.

Manchmal dachte ich mir etwas besonders Schönes aus, um ihr zu gefallen. Aber sie lachte nur. Dann allerdings gab es Momente, in denen sie mich bestärkte. Diese Momente waren nicht sehr lang oder nur so lang, bis irgendein Anlass ihre Stimmung zum Kippen brachte. Und dazu bedurfte es nicht viel. Ich wusste nicht, was ich anders machen sollte, und versuchte ihr, wo ich konnte, zu helfen. Nützte aber nichts, sie konnte es nicht sehen und schon gar nicht wertschätzen. Bei meinem Bruder war das anders. Egal, was er tat oder sagte, es war immer richtig. Er war der Beste und Größte – und so empfand er sich auch. Anderen gegenüber benahm er sich unmöglich. Er suchte deren Schwächen, erniedrigte sie und machte sich über sie lustig. Diejenigen, die ihm in die Quere kamen oder ihn infrage stellten, vernichtete er auf gemeinste verbale Weise. Mein Bruder hatte immer Recht, auch wenn es nicht so war. Für Argumente war er nicht zugänglich. Meine Mutter war unglaublich stolz auf ihn. Sie stellte ihn auf ein riesiges Podest und unterstützte ihn, wo sie konnte. Sobald sich jemand negativ über ihn äu-

ßerte, wurde sie zur Furie. Ihm konnte sie sogar zuhören, bei mir waren grundsätzlich andere Dinge wichtiger. »Du raubst mir den letzten Nerv«, sagte sie dann. Ich fühlte mich ziemlich überflüssig.

Ich weiß aber auch nicht, ob sie sich nicht irgendwie wegträumte oder ausblendete, sie wirkte zeitweise wie abwesend. In diesen Momenten, und nicht nur in diesen, meinte ich, sie beschützen zu müssen, sie vor anderen Menschen und vor der ganzen Welt beschützen zu müssen. Was mich immer störte, war, dass sie nicht mit uns aß und insgesamt nur sehr wenig. Ihr genügte ein Knäckebrot oder ein Apfel für den gesamten Tag. Uns dagegen stopfte sie voll und schimpfte, wenn wir nicht essen wollten.

Irgendwann fragte ich sie, warum sie ständig an mir herummäkelte, woraufhin sie schallend lachte und sagte, dass ich mir das einbilden würde wie so vieles, dass das gar nicht stimmen würde und ich mir mal meine Schuld eingestehen müsse. Als mein Bruder tödlich verunglückte, warf sie mir vor, dass ich lebte und er nicht. Der Vorwurf blieb, manchmal formulierte sie ihn, manchmal nicht, aber er stand immer im Raum. Mich berührte sein Tod kaum, vielleicht kurzfristig, aber Trauer empfand ich nicht. Eigentlich empfand ich gar nichts. Es war eher das schlechte Gewissen, weil ich ihn so oft weggewünscht hatte.

Die extremen Stimmungswechsel, die Ambivalenz und die Schuldzuweisungen prägten mich, ich war immer in Habachtstellung und fühlte mich grundsätzlich für alles verantwortlich. Weiterhin auch für meine Mutter – bis heute. Ich versuche, mich zu kümmern und zu helfen, wo ich kann. Ich bin da. Es gelingt mir nicht, mich von ihr lösen. Trotzdem sie, wie früher schon, teilweise nicht ans Telefon geht, wenn sie mich dran weiß oder mich einfach vor der Tür stehen lässt.

Eltern und Geschwister

Die meisten Eltern wünschen sich das Beste für ihre Kinder – und geben ihren Kindern das, was ihnen möglich ist. Doch manchmal genügt das nicht oder die Kinder entwickeln sich anders als andere und die Familie gerät aus dem Gleichgewicht.

Die Rolle der Eltern

Bei der Entwicklung von Borderline-Persönlichkeitsstörungen gibt es verschiedene Betrachtungsweisen. Nicht selten jedoch liegen die Ursachen für die Entstehung in der frühen Kindheit der Betroffenen, sodass die Eltern oder andere enge Bezugspersonen in diesen Fällen möglicherweise ihren Anteil daran haben – etwa durch frühe Trennungserfahrungen, Vernachlässigung oder emotionale, körperliche und/oder sexuelle Gewalterfahrungen. Einige Eltern sind sich dessen bewusst, andere wiederum nicht – was vielleicht in ihrer eigenen Geschichte, einer mangelnden Aufarbeitung oder überhaupt der Bereitschaft dazu begründet sein kann. Um sich selbst und die eigene Situation zu reflektieren, bedarf es oft der Unterstützung von außen – was ebenfalls einer gewissen Offenheit und (Krankheits-)Einsicht bedarf.

Unter Umständen spielen bei der Ausbildung von Borderline-Persönlichkeitsstörungen auch Gewalterfahrungen eine Rolle, die Kinder durch verwandte, bekannte oder fremde Personen erdulden mussten. Hier kann sich für Eltern neben der Frage, wie sie mit dem Kind und dem Geschehenen umgehen, erschwerend etwa der Konflikt ergeben, wem sie glauben sollen – dem Kind oder den anderen Personen.

Verschiedene Erklärungsansätze

Das Objektbeziehungsmodell nach Margaret Mahler konzentriert sich auf die frühen Phasen der kindlichen Entwicklung. Demnach kann ein Kind, das keine konstante Bindung erfährt, keine Objektkonstanz entwickeln. Es lernt also nicht, dass eine Mutter, trotz körperlicher Abwesenheit, weiterhin existiert – und macht eine intensive Verlusterfahrung. Die Objektkonstanz bildet sich etwa zwischen dem 25. und 36. Lebensmonat aus. Hierbei sind jedoch auch die vorherigen Entwicklungsphasen von Bedeutung, die in der Regel schon nicht erfolgreich abgeschlossen werden konnten.

Die Biosoziale Theorie nach Marsha Linehan geht davon aus, dass das Zusammenspiel einer Anlage zur emotionalen Empfindlichkeit und ein invalidierendes, also ein entwertendes oder nicht wertschätzendes soziales Umfeld für die gestörte Emotionsregulation der Betroffenen verantwortlich ist. Die Störung der Emotionsregulation stellt das wesentliche Merkmal der Borderline-Persönlichkeitsstörung dar.

Wenn es keine Erklärung gibt

Bisweilen gibt es allerdings keine ausreichende Erklärung für die Ausbildung von Borderline-Persönlichkeitsstörungen. Dennoch werden die Eltern meist als Erste mit den Symptomen ihrer Kinder konfrontiert und fühlen sich entsprechend verantwortlich – sowohl für die Ausbildung der

Erkrankung als auch für die betroffenen Kinder. Einige Eltern wiederum ahnen oder wissen um die ursächlichen Zusammenhänge und übernehmen die Verantwortung hierfür. So sind Eltern häufig nicht nur mit sich selbst und dem Loslassen, sondern vielmehr mit ihren (mitunter längst erwachsenen) Kindern beschäftigt.

Wenn Kinder Borderline-Symptome aufweisen

Manchmal werden Eltern völlig unerwartet mit den Symptomen ihrer Kinder konfrontiert, zum Beispiel durch extreme Stimmungsschwankungen, psychosoziale Schwierigkeiten, Selbstverletzungen, Suiziddrohungen oder schlimmstenfalls suizidale Handlungen. Bei anderen Kindern wiederum nehmen die Symptome vielleicht stetig zu. Mitunter berichten Eltern davon, dass die betroffenen Kinder bereits im frühen Alter viel sensibler oder empfindlicher reagierten als zum Beispiel die Geschwisterkinder und sich demzufolge ganz anders entwickelten.

So liegt der Fokus der Eltern häufig auf den betroffenen Kindern und die Geschwister erhalten eher weniger Zuwendung und Aufmerksamkeit. Dies kann für die Eltern zusätzlich belastend sein, da sie sich oftmals ohnehin in einem Zustand zwischen Angst, dauernder Erreichbarkeit, Hilflosigkeit, Überforderung und Zeitdruck befinden.

Borderline-Symptome von Kindern wirken sich auf die gesamte Familien- und Lebenssituation aus – obgleich die einzelnen Beteiligten unterschiedlich damit umgehen können. Neben Uneinigkeiten oder Streitigkeiten beschäftigen die Mütter und Väter vielleicht Co-abhängige Verhaltensweisen, Traurigkeit, Schuldgefühle oder Erschöpfung. Die Geschwister indes ziehen sich vielleicht zurück oder äußern körperliche Beschwerden.

Selbstverletzung und Suizidalität bei Kindern

Borderline-Symptome sind in der Regel schwer aushaltbar – für alle Angehörigen. Wenn Kinder jedoch selbstzerstörerische Verhaltensweisen aufzeigen, etwa schwer essgestört oder promiskuitiv sind oder sich (mitunter massiv) selbst verletzen, zu suizidalen Handlungen neigen und diese ausführen, können Eltern an ihre Grenzen gelangen. Und häufig fühlen sie sich mit den Gegebenheiten alleingelassen.

Zum einen liegt auf der Erkrankung nach wie vor ein Stigma, sodass ein guter Austausch fehlen kann. Freundinnen und Freunde sollen vielleicht nicht belastet werden oder jene ziehen sich zurück, weil sie die Situation kaum nachvollziehen können. Bisweilen können auch die Symptome für Angst und Abstand sorgen. Zum anderen beziehen sich die therapeutischen Maßnahmen vornehmlich auf die betroffenen Kinder und eher selten auf das gesamte Familiensystem. Allerdings sollte die Diagnose Borderline-Persönlichkeitsstörung bisher möglichst erst ab achtzehn Jahren vergeben werden, sodass die Eltern an der Therapie wenig teilhatten. Da sich das Störungsbild jedoch deutlich früher zeigen kann, kann die Diagnose mittlerweile laut aktueller Leitlinie bereits bei Jugendlichen ab zwölf Jahren gestellt werden – nach fachgerechter Abklärung und sofern die diagnostischen Kriterien erfüllt sind. Hier werden die Eltern zunehmend in die Therapie miteinbezogen.

Eltern in permanenter Alarmbereitschaft

Manche Eltern sind ständig auf der Hut und auf das Schlimmste gefasst. So können die Anspannung, das Unplanbare oder die fortwährende Sorge um die betroffenen Kinder den Alltag bestimmen – den eigenen Alltag, den Alltag innerhalb der Familie, im Außen und in der Paarbeziehung. Mütter oder Väter beklagen bisweilen, dass sie sich von ihren jeweiligen Partnerinnen oder Partnern nicht verstanden fühlen. Oder dass nur sie allein sich kümmern, während die jeweiligen Partnerinnen oder Partner die Schwere der Situation nicht erfassen. Jene wiederum können mit der vorliegenden Situation vielleicht überfordert sein oder diese gar nicht aushalten.

Wenn Kinder sich das Leben nehmen

Das wohl Schlimmste, das Eltern erleben können, ist der Verlust des eigenen Kindes – egal welchen Alters. Und das nicht etwa durch einen Unfall oder eine körperliche Erkrankung, sondern durch Suizid. Selbst wenn Eltern aufgrund der psychischen Erkrankung ihres Kindes und dessen autoaggressiven oder suizidalen Tendenzen mitunter über Jahre hinweg in ständiger Alarmbereitschaft sind, kann die Umsetzung des Suizids doch völlig unerwartet passieren.

Suizidgedanken und Suizidabsichten kommen bei Borderline-Persönlichkeitsstörungen häufig vor, Suizidversuche ebenfalls. Im Rahmen verschiedener spezifischer Psychotherapiemethoden werden Möglichkeiten und Maßnahmen erarbeitet, die den Betroffenen (auch langfristig) helfen können, mit ihrer Suizidalität umzugehen. Dennoch geschehen Suizide.

Die Suizidarten können unterschiedlich sein, etwa Pulsadern aufschneiden, Erhängen, Vergiften, Einatmen von Autoabgasen, Springen aus großer Höhe oder Springen/Legen vor den Zug oder die U-Bahn. Darüber hinaus können Suchtmittel eine Rolle spielen, die die Hemmschwelle für den Suizid senken.

Manche Kinder kündigen ihr Vorhaben an, andere nicht. Manche hinterlassen einen Abschiedsbrief oder eine Mitteilung, andere nicht. Gleichwohl bleiben Eltern häufig mit Selbstvorwürfen und offenen Fragen zurück – etwa »Warum?«, »Was war anders?«, »Hätten wir es merken müssen?« oder »Was hätten wir tun können?«

Eine Mutter berichtete beispielsweise, dass sie den furchtbaren Gedanken hatte, warum gerade diese Tochter sich das Leben nahm und nicht die andere. Sie schämte sich dafür, aber es war ihr erster Gedanke.

Ein Abschiedsbrief, auf den sie gehofft hatte und der vielleicht ihre Fragen beantwortet hätte, fand sich nicht.

Hilfe für Eltern

Der Suizid eines Kindes bedeutet für die Eltern in der Regel einen Ausnahmezustand. Beim Überbringen der Todesnachricht erfolgt meist eine kurzfristige Krisenintervention durch therapeutisches Personal oder Seelsorgende. Danach fehlt jedoch oft die Unterstützung von außen – und die Eltern fühlen sich alleingelassen und unverstanden. Zum einen können andere Menschen – wie die betroffenen Eltern selbst – mit der Situation überfordert sein und vielleicht nicht wissen, wie sie den Eltern begegnen sollen und gehen ihnen womöglich aus dem Weg. Zum anderen ist der Tod durch Suizid wie auch die Borderline-Persönlichkeitsstörung als solche bis heute mit einem Stigma behaftet.

Menschen sind verschieden und reagieren verschieden. So wählen die einen vielleicht psychotherapeutische Begleitung, während die anderen nach Halt und Verstandenwerden in Selbsthilfegruppen (SHG) suchen, im Austausch mit ebenfalls Betroffenen. Je nach Bedarf gibt es zum Beispiel Selbsthilfegruppen für Suizidangehörige oder für verwaiste Eltern. Bei der Suche nach den passenden Gruppen oder Orten kann das Internet behilflich sein.

Für den akuten Bedarf gibt es Hilfetelefone, die rund um die Uhr kostenlos und anonym erreichbar sind. Diese finden Sie im Anhang.

Das Leben vorher und das Leben nachher

Zu differenzieren, dass weder die Eltern noch das Kind für den Suizid verantwortlich sind, sondern dieser vielmehr krankheitsbedingt ist, braucht sicher Zeit. Ebenso die Aufarbeitung und das Aushalten von Schmerz und Trauer, vielleicht auch das Zulassen und Ausdrücken von Gefühlen.

Betroffene Eltern berichten mitunter, dass, nachdem etwas Ruhe eingekehrt ist, eine neue Zeitrechnung beginnt. So kann etwa das Fallen in ein tiefes Loch folgen und der Verlust überhaupt erst langsam bewusst werden. Für die Beziehung kann das eine enorme Belastung bedeuten – bisweilen gelingt den Paaren keine Kommunikation, kein Miteinander mehr. Andere Paare wiederum rücken vielleicht näher zusammen. Gleichwohl wirkt sich der Verlust eines Kindes auf die gesamte Familie aus und verändert häufig auch freundschaftliche Kontakte.

Geschwister stehen oft im Schatten

Die Geschwister erleben ebenfalls eine Menge mit, ohne tatsächlich etwas tun zu können. Häufig stehen sie den Geschehnissen hilflos gegenüber – einerseits erleben sie die Erkrankung der betroffenen Geschwister mit und andererseits die Ängste und Sorgen der Eltern. Zudem erhalten die betroffenen Kinder meist Vorrang vor den Geschwisterkindern. Entsprechend reagieren auch die Geschwister als Teil der Familie auf die familiäre Situation – etwa mit Wut, Traurigkeit oder Rückzug. Während die einen vieles mit sich ausmachen und sich kaum mitteilen, weder innerhalb noch außerhalb der Familie, suchen die anderen vielleicht unbedingt nach Aufmerksamkeit. So können die einen wie die anderen auffällig sein, zum Beispiel durch Lern- oder Aufmerksamkeitsstörungen, Hyperaktivität, Aggressivität, Clown spielen, verschiedene Ängste oder Stillsein.

Geschwister funktionieren

Sobald ein Familienmitglied psychisch erkrankt ist, betrifft und beeinflusst dies in der Regel die gesamte Familie. Und je nachdem, in welchem Alter und mit welchen Symptomen sich die Borderline-Erkrankung eines Kindes bemerkbar macht, desto unterschiedlicher können die Geschwister mit der Situation umgehen. Eine Borderline-Symptomatik im Jugendalter kann etwa bedeuten, dass die Eltern von den jeweiligen Geschwistern (jünger wie älter) eine dauernde Rücksichtnahme einfordern. Mitunter gibt es durch die Eltern auch keine echte Aufklärung über das Störungsbild und die Auswirkungen – womöglich aufgrund eigener Unwissenheit oder Unsicherheit –, sodass insbesondere jüngere Geschwister etwa Wut entwickeln, die sie vielleicht nicht zeigen können oder dürfen. Mit anderen Emotionen kann es ähnlich sein. Ihre Anliegen, Bedürfnisse oder Schwierigkeiten können ebenfalls hintenanstehen. So fühlen die Geschwister sich oftmals zurückgesetzt, funktionieren aber dennoch.

Manche Geschwister mögen zum Beispiel keine Freundinnen oder Freunde nach Hause einladen, weil ihnen etwa das Verhalten der Betroffenen peinlich ist – bisweilen können sie sich auch für die Familie oder die Familienzugehörigkeit schämen. Wieder andere reagieren sehr empfindlich auf Bewertungen von außen und ziehen sich (bewusst oder unbewusst) zurück, um zusätzliche Belastungen zu vermeiden.

Unkompliziert geht auch

Ältere Geschwister können mit den Betroffenen und der Familiensituation gelegentlich entspannter umgehen. So kann es ihnen etwa gelingen, einfühlsam zu sein, ohne ihren erkrankten Geschwistern dabei eine Sonderstellung zukommen zu lassen. Eine Mutter berichtete beispielsweise, dass ihr älterer Sohn ganz normal mit seiner betroffenen Schwester umging, und die Tochter wiederum ganz normal mit ihrem Bruder. Keine Spielchen und keine Sonderbehandlung. Im Gegenteil, der ältere Sohn könne mitunter schon mal etwas »ruppig« sein. Aber er könne auch gut für sich sorgen. Als die ersten Symptome bei der Schwester auftraten, war er siebzehn Jahre alt.

Geschwister fühlen und leiden mit

Obwohl die Geschwister sich gegenüber den betroffenen Geschwistern nicht gesehen oder hintendran fühlen können, empfinden sie mit. Unter Umständen fühlen sie sich gar verantwortlich oder »schuldig«, wenn es den Betroffenen nicht gut geht oder diese sich selbst verletzen. Jüngere Geschwister versuchen die Situation vielleicht zu beeinflussen und die Betroffenen abzulenken, indem sie besonders lustig sind. Obenan kann dabei jedoch die Angst stehen, die betroffenen Geschwister zu verlieren. Das Zuschauen (müssen) belastet außerdem und tut weh.

Bisweilen versuchen die Geschwister, die betroffenen Geschwister zu (be-)schützen, ihnen zu helfen, sie zu unterstützen und darüber hinaus ihren Eltern unter die Arme zu greifen – dabei können die Geschwister noch sehr jung sein. Und nicht selten entwickeln sie ein Co-abhängiges Verhalten.

Einige erwachsene Geschwister sind gar erste Ansprechpartnerinnen oder Ansprechpartner, sodass ihr eigenes Leben in den Hintergrund treten kann. Die richtige Balance zu finden zwischen Selbstfürsorge, Mitgefühl, Verantwortungsgefühl und möglicher Daueralarmstellung ist schwer. Folglich kann sich eigene Beziehungen betreffend etwa die Unsicherheit ergeben, ob und wie nah die Geschwister andere Menschen an sich heranlassen.

Priska

Priska, Anfang Fünfzig, geschieden, schwere Schuldgefühle, Ängste, Co-abhängiges Verhalten. Die Borderline-Persönlichkeitsstörung ihrer neunzehnjährigen Tochter wurde diagnostiziert und behandelt. Sie berichtet:

Als mein Mann und ich beschlossen, uns zu trennen, war Hanne dreizehn. Mein Mann war erwerbsunfähig und ich finanzierte uns. Wir hatten uns schon länger voneinander entfernt, wollten aber an der gewohnten Situation nichts ändern, bis Hanne die Schule beendet hatte. Leider! Unser Haus war groß genug, sodass wir uns angemessen aus dem Weg gehen konnten. Vielleicht hatte ich auch Angst vor der Trennung oder Angst, es nicht allein hinzubekommen.

Ich war beruflich viel unterwegs und ließ Hanne währenddessen zu Hause bei meinem Mann. Ich glaubte Hanne gut betreut. Hanne war ein fröhliches und aufgeschlossenes Mädchen. In der

Schule kam sie gut zurecht und sie hatte Freundinnen, mit denen sie sich regelmäßig traf. Ich merkte zwar, dass Hanne sich veränderte, schob das aber auf die nahende Pubertät. Damals war sie neun. Meinem Mann fiel nichts auf. Er sagte, ich sähe Gespenster, Hanne sei wie immer.

Vor meinen jeweiligen Dienstreisen wurde Hanne sehr anhänglich und still. Sie sprach wenig und träumte vor sich hin. Ich dachte mir nichts dabei. So ging das ein paar Jahre. Mein Mann lebte sein Leben und ich meins. Unsere Verbindung war Hanne. Freundinnen hatte sie mittlerweile nicht mehr, ihre Fröhlichkeit war verschwunden und sie war dick geworden. Sie hatte nicht nur zugenommen, sie war regelrecht dick geworden. Und ich kapierte nichts.

Dann lernte ich meinen jetzigen Partner kennen. Hanne war mittlerweile dreizehn. Natürlich wollte ich hin und wieder bei meinem neuen Freund übernachten. Mein Mann und ich spielten Hanne gegenüber mit offenen Karten, sie wusste, dass wir zusammenbleiben wollten, bis sie die Schule beendet hatte. Plötzlich wurde Hanne wütend über die Situation. Sie wollte nicht, dass ich weg war, weder bei meinem neuen Freund noch auf Dienstreise. Über ihren Vater verlor sie kein Wort.

Mit vierzehn flehte sie mich an, keine Dienstreisen mehr zu machen. Statt auf sie einzugehen, konterte ich mit dem Geld, das ich verdiente, wovon sie ja nicht schlecht lebte. Daraufhin wandte meine Tochter sich ab. Sie zog sich zurück und sprach fast gar nicht mehr. Hanne machte mir keine Vorwürfe, sie stritt nicht, sie aß Unmengen – und sie verletzte sich selbst. Und das fiel mir dann endlich auf. Im Hochsommer weigerte sie sich, kurzärmelige Shirts anzuziehen. Anfangs dachte ich, die Schnitte seien eine pubertäre Marotte und sagte nichts dazu. Ich glaube, ich belog mich selbst.

Ein paar Wochen später, wieder kurz vor einer Dienstreise, bat Hanne mich, nicht zu fahren. Diesmal hörte ich zu. Mein Mann hatte sie über Jahre hinweg sexuell missbraucht. Sie erzählte davon völlig emotionslos. Er hatte sie erpresst, damit sie den Mund hielt. Und das war wahrscheinlich noch nicht alles. Ich konnte es nicht fassen – ich hatte geglaubt, dass es das Beste für sie war, wenn mein Mann und ich zusammenblieben, dabei war es das Schlechteste und Schlimmste, was ich ihr hatte antun können.

Mein Mann verließ sofort unser Haus und ich reichte die Scheidung ein. Dem folgten unendlich viele Formalitäten. Hanne ging es schlecht, sehr schlecht und ich konnte nichts tun. Ich wollte sie nur noch bei mir haben, in meiner Nähe wissen. Aber das funktionierte nicht. Ich suchte nach Kliniken, nach Therapeuten, nach Hilfe. Aus der Fresssucht war eine Bulimie geworden und die Selbstverletzungen waren auf ein für mich unerträgliches Maß gestiegen. Manchmal lag sie stundenlang auf dem Fußboden und starrte an die Decke. Ich hielt nicht aus, wie sie litt. Schließlich fand ich eine Klinik, mit der sie einverstanden war. Sie blieb dort mehrere Monate.

In der Zwischenzeit wurde das Haus verkauft. Ich wollte einen Neuanfang, für Hanne und für mich. Als sie das Klinikgelände das erste Mal verlassen konnte, schauten wir uns Wohnungen an. Sie sollte sich sicher fühlen, wenn sie zurückkam. Damals ahnte ich noch nicht, dass es damit nicht getan war. Hanne konnte zu alldem, was sie ohnehin schon belastete, keine Nähe mehr aushalten. Ich wusste nicht, wie ich mit ihr umgehen sollte. Sie reagierte mit Wutausbrüchen oder weinte plötzlich, sie fraß und erbrach es wieder und sie schnitt sich, je tiefer, desto besser.

In den kommenden Jahren folgten weitere Klinikaufenthalte. Und ich dachte ständig darüber nach, warum ich nichts gemerkt hatte, warum ich nicht hingeschaut hatte. Ich ertrug mein eigenes Versagen nicht. Mein neuer Partner blieb, aber wir lebten in getrennten Wohnungen. Hanne vertraute nicht, und ich war nicht zu mehr bereit. Mein Partner schlug einen gemeinsamen Hund vor, sozusagen einen Therapiehund, und daran wollten wir nun arbeiten. Mir war alles recht, um Hanne zu helfen.

Sybille

Sybille, Ende Fünfzig, Ängste, Co-abhängiges Verhalten. Die Borderline-Persönlichkeitsstörung ihres zwanzigjährigen Sohns wurde diagnostiziert und behandelt. Sie berichtet:

Die ersten Jahre war ich mit Felix allein. Sein Vater und ich hatten uns schon vor seiner Geburt getrennt. Felix war ein Wunschkind. Ich tat alles dafür, um ihn zu bekommen. Mein Mann wollte auch ein Kind, aber nicht so unbedingt. Die Schwangerschaft war für mich das Größte, ich freute mich und bereitete alles vor. Felix sollte es schön haben. Mein Mann und ich gerieten deshalb immer öfter aneinander. Bis kein Platz mehr für ihn war und wir uns trennten.

Als Felix dann da war, kümmerte ich mich um ihn, wie eine Mutter dies eben tut. Ich stillte ihn lange und verbrachte viel Zeit mit ihm. Meine Werbeagentur lief nebenbei und Felix konnte immer in meiner Nähe sein. Wir hatten ein enges Mutter-Sohn-Verhältnis. Ich mochte es nicht, wenn jemand anderes ihn nahm oder auch nur ansprach. Er gehörte irgendwie mir.

Mit fünf kam er in den Kindergarten. Dann folgte die Schule. Manchmal traf er sich mit ein paar Jungs aus der Nachbarschaft, aber meist war er zu Hause oder bei mir in der Agentur. Er schien nichts zu vermissen. Er hatte sein eigenes Zimmer, schlief aber meist bei mir im Bett, bis er ungefähr vierzehn war. Von da an begann er sich zu verändern. Ich dachte, es läge an der Pubertät. Außerdem gab es wieder einen Mann in meinem Leben. Dieser neue Mann spielte keine Hauptrolle. Wir trafen uns in unregelmäßigen Abständen, es sollte nicht auf Felix' Kosten gehen. Felix ließ die Schule schleifen und bekam Probleme mit den Mitschülerinnen und Mitschülern und den Lehrkräften – er lehnte sich auf und provozierte. Er reagierte mit Wutausbrüchen, wenn ihm etwas nicht passte, verließ einfach den Raum oder prügelte auf andere ein. Manchmal schnappte er sich sein Fahrrad und raste fort. Und er begann zu rauchen. Ich verstand die Welt nicht mehr, das war nicht mein Felix.

Mit sechzehn tauchte er für ein paar Wochen vollkommen ab. Ich weiß bis heute nicht, wo er gewesen ist. Zum Glück beendete er noch die Schule. Eigentlich wollte er ein Freiwilliges Soziales Jahr anschließen, weil er noch nicht sicher war, was er beruflich machen wollte. Doch stattdessen trank und kiffte er. Ich war fast froh, dass er »nur« kiffte. Nach etlichen Gesprächen und auf mein Bitten hin, bewarb er sich auf verschiedene Stellen.

Er bekam nur Absagen und entschied sich für die Bundeswehr. Die Aufnahmetests bestand er ohne Weiteres und siebzehn wurde er auch rechtzeitig. Ich fand das zwar nicht gut, aber ich unterschrieb. Anfangs fühlte er sich dort pudelwohl, die Zimmergenossen taten ihm offenbar gut und vor allem bekam er sofort Geld. Felix hielt genau drei Wochen durch. Dann packte er seine Sachen und kam nach Hause. Er hatte Heimweh, 600 Kilometer Entfernung waren schlicht zu viel. Die Bundeswehr wollte das Geld natürlich zurückhaben, nur war davon nichts mehr übrig. Felix hatte alles ausgegeben. Also sprang ich ein und gab ihm das Geld. Er wollte erstmal »richtig chillen«. Aber ich hatte Angst um ihn und machte wieder Druck.

Mit einiger Verspätung begann er nun doch das Freiwillige Soziale Jahr. Plötzlich wandelte er sich ins Gegenteil. Felix teilte sich mit und redete wieder mit mir. Er schien sich in dem Krankenhaus, in dem er arbeitete, zu entwickeln. Er war beliebt und kam gut zurecht. Mir erzählte er, dass er seine Zeit dort angerechnet bekäme und hinterher in die Pflegeausbildung übernommen würde. Ich freute mich für Felix und war unglaublich dankbar. So sehr, dass ich dort anrief, um nachzufragen, was dazu notwendig sei. Er war ja noch keine achtzehn. Die Dame am anderen Ende wusste von alldem nichts und berichtete von Felix' Fehlzeiten. Kurz danach schmiss Felix hin und gab mir die Schuld dafür. Er behauptete, dass er keine Fehlzeiten hatte und wegen mir rausgeflogen sei. Außerdem wollte er mehr Geld. Ich gab ihm mehr Geld und bat ihn im Gegenzug, sich weiter zu bewerben. Er besorgte sich eine Schischa und bestellte sich ständig neue Klamotten. So viel konnte er gar nicht anziehen. Abends verschwand er, trank und nahm Drogen. Tagsüber schlief er und rauchte Schischa.

Mehr oder weniger unerwartet erhielt Felix auf den letzten Drücker eine Zusage für eine Ausbildung zum Elektroniker von einem Betrieb in der Nähe. Wieder war ich froh. Sie stellten ihn unter der Bedingung ein, dass er demnächst seinen Führerschein machte. Alt genug war er ja. Den Führerschein finanzierte ich ihm, auch das erste Auto. Allerdings kam er mit den Kollegen nicht klar beziehungsweise sie mit ihm nicht. In dieser Zeit begann er sich selbst zu verletzen. Er versorgte seine Wunden allein, sodass ich es erst merkte, als ich das Verbandsmaterial bei ihm fand. Er malträtierte seine Oberschenkel. Ich stellte ihn zur Rede und erwartete, dass er mir erzählte, warum er das tat. Stattdessen folgten Wutausbrüche und neue Verletzungen. Die Lehre brach er während der Probezeit ab.

Ich glaubte, dass es mit der Lehre zu tun hatte und unterstützte ihn wieder. Mein Freund bekam die Entwicklung mit und riet mir, Hilfe zu suchen, was mich sehr wütend machte und unsere Beziehung sehr belastete. Er meinte, dass Felix krank sei, was ich überhaupt nicht gelten lassen konnte. Als Felix anfing mich zu beklauen und Geld von meinem Konto abzuheben – es handelte sich um einige Tausend Euro, was er abstritt –, und schlicht nichts mehr tat, holte ich mir tatsächlich Hilfe. Mein Freund kam mit zur Beratungsstelle. Bloß Felix war nicht offen für Hilfe. Bis er betrunken mit dem Auto gegen einen Betonpfeiler krachte und daraufhin in die Klinik kam.

Diesem Aufenthalt folgten noch andere und später ambulante Therapien. Ich gab Felix immer wieder Geld und unterstützte ihn. Mit Anfang zwanzig begann er eine Ausbildung im Garten- und Landschaftsbau, die er auch nur ein paar Wochen durchhielt, weil dort alle »verblödet« waren, er nicht genug verdiente und wieder Drogen nahm. Und für mich stellte sich die Frage nach dem Warum. Was war falsch gelaufen?

Ivonne

Ivonne, Anfang Dreißig, Gesundheits- und Krankenpflegerin, Coabhängiges Verhalten. Die Borderline-Persönlichkeitsstörung ihrer älteren Schwester wurde diagnostiziert und zeitweise behandelt. Ivonne erzählt:

Ich bin der Ersatz. Eigentlich sollte jemand anderes sich an meiner Stelle äußern, konnte es aber nicht. Für mich kam die Anfrage überraschend, aber irgendwie ist es ja wie immer. Ich bin da, wenn ich gebraucht werde.

Überspitzt? Nein. Inzwischen habe ich gelernt, mich abzugrenzen, aber wenn meine Schwester ruft, bin ich da. Ich weiß nicht, ob das jemals aufhört oder ob ich es abstellen kann, mir Sorgen zu machen. Wir sind fünf Jahre auseinander. Meine Kindheit war glücklich, unsere Kindheit war gut. Ich kann mich an nichts Böses oder Schlimmes erinnern. Nicht, weil ich nicht will oder kann, sondern weil es nichts gab. Unsere Eltern kümmerten sich, unternahmen viel mit uns und sie redeten mit uns. Sie diskutierten alles mit uns. Wir sollten lernen, dass es verschiedene Menschen und Meinungen gibt. Mit zwölf begann meine Schwester, sich zu verändern. Ich kann mich nur daran erinnern, dass sie ihre gefüllte Müslischale auf die Küchenfliesen knallte. Und dass meine Eltern redeten und redeten und redeten. Heute würde ich sagen, sie redeten zu viel. Das ist aber der einzige Vorwurf, den ich ihnen machen kann. Sie waren immer für uns da und wir konnten mit allem zu ihnen kommen. Das ist bis heute so. Nur meine Schwester sucht ständig nach Dingen, die nicht vorgefallen sind. Wenn sie wieder einen Job schmeißt, sind garantiert unsere Eltern Schuld. Und der Kollegenkreis. Sie schmeißt dauernd ihre Jobs. Mit Mitte zwanzig hatte sie endlich eine Lehre beendet, nach vier Anläufen und immer wieder Schule. Meist zieht sie auch gleich um, weil sie glaubt, dass dann alles gut wird.

Wie es mir damit geht? Ich wünsche ihr von Herzen, dass endlich alles gut wird. Beim zweiten Umzug brach ich den Kontakt ab, weil mir das alles zu »strange« war. Aber sie fehlte mir und nach zwei Monaten nahm ich den Kontakt wieder auf. Vielleicht machte ich mir auch Sorgen. Wenn sie sich so gar nicht meldet, auch bei meinen Eltern nicht, tritt das ein Gedankenkarussell los: In welcher Phase steckt sie? Ist die depressiv? Ist sie suizidal? Was tut sie sich sonst gerade an? Oder hat sie eine neue Beziehung und keine Zeit? Oder hat sie keine Beziehung? Was nicht weniger dramatisch ist.

Ich? Nein, ich bin in keiner Beziehung mehr. Und nein, meine Schwester war nicht da, als wir uns trennten. Wir waren fast zwei Jahre zusammen, aber so wichtig war mir die Beziehung nicht. Manchmal, wenn es ihr gut geht und sie reden möchte, meldet sie sich. Die Gespräche können sehr intensiv und emotional sein. Sie lässt mich dann in ihre Welt schauen, aber das kommt nicht oft vor. Zweimal entließ sie sich selbst aus der Klinik mit dem Argument, dass die Gespräche mit mir und ihren Freunden ihr mehr bringen würden. Sie hat überhaupt keine Freunde, nicht mal eine gute Freundin. Sie hat vorübergehende Bekannte. Die lernt sie in Discos oder Bars kennen oder auf Tanzflächen. Sie trinkt und tanzt sich fast besinnungslos, um sich danach mit oder bei wildfremden Menschen wiederzufinden. Manchmal erzählt sie mir hinterher, wie toll es war. Als das zum ersten Mal passierte, war sie fünfzehn oder sechzehn. Meine Eltern schalteten die Polizei ein, weil sie zur verabredeten Zeit nicht zu Hause und das Handy aus war. Letztendlich wurde sie gefunden – bei einer ihrer Bar- und Tanzbekanntschaften. Meine Schwester ist extrem, in allem, was sie tut. Mich ärgert nur, dass sie ständig Schuldige für ihre Aktionen oder Miseren sucht, und meist sind es unsere Eltern.

Warum ich Krankenpflegerin geworden bin? Früher, weil ich anderen helfen wollte. Seit meiner Therapie bin ich mir nicht mehr so sicher. Seither stelle ich einiges infrage. Obwohl meine Eltern oft mit meiner Schwester beschäftigt waren, fühlte ich mich nicht zu kurz gekommen. Sie ließen mich machen und unterstützten mich bei Bedarf. Vielleicht hielt ich mich auch einfach zurück, weil sie mit meiner Schwester schon genug zu tun hatten. Auf jeden Fall bin ich nicht für meine Schwester verantwortlich, das ist im Moment Thema in der Therapie.

Borderline im Umfeld

Borderline kann überall vorkommen, sowohl im privaten als auch im beruflichen Umfeld.

Borderline im Freundeskreis

Freundschaften mit Borderline-Betroffenen sind vielleicht nicht immer berechenbar – können aber dennoch mit großer Tiefe und beidseitigem Gewinn einhergehen.

IMMER GANZ ODER GAR NICHT? Probleme werden in allen Freundschaften gewälzt. Auch von Ängsten, Depressionen oder Burn-out wird in der Regel mindestens eine Freundin oder ein Freund geplagt. Komplexere oder schwerwiegendere psychische Erkrankungen dagegen werden im Freundes- und Bekanntenkreis oftmals eher tabuisiert als thematisiert. Und eine Borderline-Diagnose macht die Situation kaum leichter.

Gute Freundschaften beruhen auf Gegenseitigkeit und werden meist von beiden Seiten als wertvoll und bereichernd wahrgenommen. Bei Freundschaften mit Betroffenen kann das Geben und Nehmen mitunter im Ungleichgewicht sein. Manche Betroffene können sich auf enge oder tiefe Freundschaften einlassen, andere können vielleicht keine (emotionale) Nähe aushalten und ziehen sich regelmäßig zurück. Die nächsten wiederum »brauchen« die Nähe. Doch je nach Offenheit, Verständnis oder auch Interesse an den Betroffenen und ihrer Erkrankung, können sehr vertrauensvolle und gegenseitige Kontakte entstehen. Oder es können sich – neben möglichen Belastungen und Spannungen – gar neue Sichtweisen für beide Seiten ergeben.

Julia

Julia, Ende Zwanzig, Studienrätin. Inwieweit die Symptomatik bei ihrer Freundin diagnostiziert und behandelt wurde, blieb unklar. Julia erzählt:

Ich war neu in der Stadt und froh, dass Monika mir über den Weg lief. Beim Einkaufen. Sie sprach mich an, sodass mein »Allein-in-einer-

fremden-Stadt-Gefühl« für den Moment erträglicher wurde. Wir verabredeten uns noch für denselben Nachmittag zum Spazierengehen. Ich war sehr dankbar. Der Schulwechsel und der Umzug waren zwar mein Wunsch, aber ich kannte eben auch niemanden.

Aktuell war Monika mit einem Mann verheiratet, geschieden von ihrem ersten Mann und vorher lebte sie mit einer Frau zusammen. Beim nächsten Mal würde sie sich wieder eine Frau suchen, die emotionale Tiefe könnte ihr kein Mann bieten. Das erzählte sie mir, während sie ihr belegtes Bäcker-Brötchen auspackte, mir hatte sie auch eins mitgebracht. Ihre offene Art gefiel mir. Sie erzählte mir noch viel mehr. Auch Dinge, die ich definitiv nicht beim ersten Treffen erzählen würde. Aber offenbar vertraute sie mir und das freute mich.

Ich erfuhr, dass sie viel Sport machte und nicht zu arbeiten brauchte, weil ihr Mann genug Geld verdiente. Er war meist unterwegs, finanzierte alles und störte sie nicht bei ihren Aktivitäten. Von ihrem Ex-Mann verbrannte sie kurz vor der Scheidung einige Unterlagen – er hatte eine andere kennengelernt und sich einfach aus dem Staub gemacht. Einzelheiten erzählte sie nicht. Nur, dass sie sehr wütend werden konnte. Und, dass sie ein erhebliches Selbstwertproblem hatte. Andererseits erzählte sie, wie toll sie war und was sie alles leistete. Für mich passte das zwar nicht so richtig zusammen, aber ich beließ es dabei. Sie hatte ein abgebrochenes Studium, dort hatte sie ihre damalige Partnerin kennengelernt, und eine Ausbildung. Das Studium hatte sie nicht interessiert und die Ausbildung unterfordert – eigentlich hatte sie überhaupt nicht gewusst, was sie werden wollte. Dem folgten ein paar Jobs, aber nur vorübergehend. Von ihrer Familie erzählte sie teils schlimme Dinge – deshalb war sie vor Jahren in einer Klinik.

Monika war zwölf oder vierzehn Jahre älter als ich. Ich hatte fast ein schlechtes Gewissen, in meinem Leben war vergleichsweise wenig passiert. Mein Studium hatte ich abgeschlossen, mein Referendariat ebenfalls, hinter mir lagen zwei Trennungen und der Kontakt zu meiner Familie war gut.

Gleich am nächsten Morgen rief Monika an. Und am Abend noch mal, weil sie mir unbedingt etwas erzählen musste. Bald besuchten wir uns zu Hause, meist saßen wir bei mir zusammen. Es waren noch

Ferien und ich fühlte mich ein Stück weit in die Pubertät zurückversetzt, meine beste Freundin und ich hockten früher auch ständig zusammen oder telefonierten. Die Gespräche waren gut, Monika war sehr emotional, nicht oberflächlich, nur manchmal fand ich sie hart und ungerecht. Sie erzählte mir nahezu alles und erwartete, dass ich ihr ebenfalls alles erzählte. Tat ich aber nicht und als ich ihr einmal eine Grenze aufzeigte, lernte ich eine andere Monika kennen. Sie wurde ärgerlich und laut – immerhin hatte sie mir ja vertraut und nun würde ich alles kaputtmachen, ich sei wie alle anderen. Danach knallte sie die Tür hinter sich zu und war weg. Ich war völlig verunsichert und hatte ein schlechtes Gewissen. Also telefonierte ich ihr hinterher, aber sie ging nicht dran. Abends klingelte ich bei ihr, aber sie öffnete nicht. Ich machte mir Sorgen, schließlich hatte sie mir gesagt, dass sie so müde war und manchmal daran dachte, einfach Schluss zu machen.

Zum Glück fing das Schuljahr an und ich musste arbeiten. Nach drei Wochen schrieb Monika mir eine WhatsApp, ob wir uns sehen können. Wieder war ich froh, aber auch vorsichtig. Ich überlegte mir jedes Wort und jeden Satz. Monika begegnete mir, als sei nichts vorgefallen, als hätte unsere Auseinandersetzung nicht stattgefunden. Wir kamen uns wieder näher. Sie konnte sich gut einfühlen, zumindest meistens oder solange ich ihrer Meinung war. War ich aber nicht. Dann ging alles von vorne los. Monika wurde wütend, ich versuchte einzulenken und sie zog sich mit einem heftigen Türenknallen zurück.

Ich konnte mich aufregen oder es lassen, es änderte nichts. Langsam gewöhnte ich mich daran, dass die Freundschaft zu Monika besonders war. Mal waren die Abstände, in denen wir uns nicht sahen oder hörten, länger, mal kürzer. Manchmal reagierte sie auf meine Nachrichten, manchmal nicht. Sie gab die Regeln vor. Als sich aus einigen kollegialen Beziehungen an der Schule Freundschaften entwickelten, wurde Monika eifersüchtig und benahm sich unmöglich. Mir riss der Geduldsfaden und ich sprach sie auf ihr Verhalten und eine eventuelle Therapie an. Sie sei nur depressiv – und wieder herrschte Funkstille.

Borderline im beruflichen Umfeld

Kollegiale Beziehungen können sich mitunter als ziemlich schwierig erweisen und für viel Stress sorgen – mit und ohne Borderline. Und vermutlich sind fast jedem Menschen schon Kolleginnen oder Kollegen mit mehr oder weniger ausgeprägten Borderline-Zügen begegnet – vielleicht ohne es zu wissen. Auch die jeweiligen Kolleginnen und Kollegen wissen vielleicht nicht um ihre Merkmale und verspüren keinen Leidensdruck. Das Umfeld wiederum kann durchaus »Abweichungen« wahrnehmen. Dabei ist vieles möglich, angefangen von Kritikunfähigkeit, Manipulation, Neid und Launenhaftigkeit bis hin zu Machtspielen, Mobbing oder Spaltungen im Team.

Manche Kolleginnen oder Kollegen hingegen sind diagnostiziert und integrieren sich auf ihre Weise in das berufliche Umfeld. Während die einen nicht aufzufallen versuchen und vieles mit sich ausmachen, gehen die anderen offen mit ihrer Problematik um. So können sich je nach Reflexions- und Kommunikationsfähigkeit der Betroffenen und des kollegialen Umfelds mitunter sehr angenehme und tragfähige Arbeitsbeziehungen entwickeln.

Menschen mit Borderline-Zügen arbeiten in nahezu allen Bereichen, teilweise sehr erfolgreich. Eine Präferenz kann jedoch für soziale/therapeutische Berufe bestehen. In Führungspositionen oder in Positionen mit Personalverantwortung können sich daneben bisweilen Menschen mit narzisstischen Zügen befinden. Auffällige Verhaltensweisen bedeuten dabei freilich nicht gleich eine psychische Störung.

Eine Begegnung mit Jaqueline

Die folgende Begegnung gab den Anstoß für dieses Buchprojekt. Vor längerer Zeit erhielt ich einen Schreibauftrag: ein Skript für ein mehrtägiges Seminar. Nach ersten Instruktionen verwies mich der Auftraggeber an seine Assistentin, die sich von da an weiter kümmern sollte. Schon beim ersten Telefonat mit jener Assistentin fühlte ich mich unwohl. Sie erteilte mir noch einen zusätzlichen Auftrag, um herauszufinden, inwieweit ich für das Thema und insgesamt qualifiziert sei –

sie müssten dies erst mal überprüfen. In mir lehnte sich alles auf. Probetexte waren nicht ungewöhnlich, aber in dem Umfang und im eigenen Bereich schon. Wusste der Auftraggeber Bescheid? Wie Leuchtreklame zog ein »Vorsicht« durch meine Gedanken.

Trotzdem fertigte ich den gewünschten Text an, unbezahlt natürlich. Und mit 14 Tagen Verspätung machte ich mich an die eigentliche Arbeit, verbunden mit der regelmäßigen Suche nach Kommunikation. Ohne gegenseitige Absprache funktionieren solche Aufträge erfahrungsgemäß nicht. Allerdings bekam ich keine Rückmeldung. Die Assistentin reagierte auf die meisten E-Mails nicht. Über mehrere Wochen hinweg hatte sie schlicht keine Zeit. Bis die zweite Rechnung folgte. Die erste ging reibungslos vonstatten. Bei der zweiten schrieb ich aus einem Gefühl heraus den Auftraggeber an, der ja alles an die Assistentin delegiert hatte, mit der Bitte um inhaltliche Rückmeldung bezüglich des mitgelieferten, angehängten Textes.

Der Auftraggeber war nun »entsetzt« über die zweite Rechnung, was er über seine Assistentin via Videokonferenz verlauten ließ. Diese zeichnete sie auf. Ohne Aufzeichnung keine Konferenz. Er hatte sich offenbar vorgestellt, dass das gesamte Skript mit einer Rechnung abgegolten war. Ein Vertrag kam im Vorhinein nicht zustande (mein Fehler). Nun sie: »Was hast du die ganze Zeit gemacht?« … »Das hätte längst fertig sein müssen!« … »Du hast nichts gemacht!« … »Nur eine Einleitung!« … »Was noch?« … »Etwas über 80 Seiten!« … »Das ist ein Witz!« … »Ich habe so etwas auch schon mal gemacht, in nur vier Wochen, samt Layout!« … Ich!! … Ich!! … Ich!! Kurzum: Den Vorwürfen folgte die totale Entwertung, fast bis hin zur Vernichtung.

Mir verschlug es die Sprache. Ich bin selbst Therapeutin und weiß, wie wichtig Grenzen in solchen Situationen sind. Es gelang mir nicht, Grenzen zu setzen, ich war zu überrascht. Mein Text war qualitativ hochwertig und das Arbeitstempo in Ordnung, doch das zog ich spontan in Zweifel. Die Assistentin entgleiste weiter. Indes kam ich langsam wieder bei mir an. Ich erwähnte die fehlende Kommunikation, ging auf die verlangte Textqualität ein und fragte nach ihrem Text. Innerlich fragte ich mich, was jetzt wohl passieren würde. Und tatsächlich: Sie sei doch auf meinen Text eingegangen, habe doch gesagt, dass er gut sei und ich weitermachen solle.

Ach? Beides war mir neu. Zudem schien sie plötzlich sehr freundlich. Auf ihren eigenen Text hin antwortend, veränderten sich Mimik und Gestik – ich weiß nicht, was mich mehr störte, die fehlende Authentizität oder die Überheblichkeit, die Arroganz. Schlussendlich fand sie, dass sie und ihr Chef gern weiter mit mir arbeiten würden, weil meine Arbeit ihnen gefalle, aber ich mich natürlich an die Absprachen halten müsse. Und abgesprochen sei eine einmalige Zahlung für das gesamte Skript gewesen. Nun würden sie einen Vertrag anfertigen, aus dem hervorgeht, dass ich einen Teil des Geldes überwiesen bekäme, sobald das Skript fertiggestellt sei und der Rest des Geldes auf das zweite geplante Skript angerechnet werden würde.

Ich war baff. Ein über 100-seitiges Skript zu schreiben funktionierte nicht geschwind oder nebenbei – und sicher nicht unentgeltlich. Zumal sie mit einem guten Skript ordentlich Geld verdienten. Doch sämtliche Argumente nützten nichts, drangen nicht durch. Sie fühlte sich im Recht und für nichts verantwortlich. Ich bekam keinen Zugang, mir fiel auch nichts mehr ein. Zum Abschied winkte sie mir lächelnd zu – das Lächeln war echt. Sie hatte erreicht, was sie wollte: einen erpressten Vertrag zu unmöglichen (ihren) Bedingungen.

In der Woche darauf sandte sie mir den besprochenen »Vorschlag« per E-Mail zu, den ich »kurz« bestätigen sollte, um das Ganze nun endgültig schriftlich zu festigen. Ich bestätigte nicht. Es gab keine weitere Zusammenarbeit – und, wie gehabt, keine Reaktion von Chefseite. Stattdessen folgten viel Arbeit an mir selbst und noch mehr an der Fertigstellung des Skripts. Die Fertigstellung war der (von mir durchgesetzte) Kompromiss, um die zweite Rechnung bezahlt zu bekommen. Ein Danke oder eine Eingangsbestätigung für das abgegebene Skript blieben wie erwartet aus.

Josefine

Josefine, Ende Vierzig, Mutter von drei erwachsenen Kindern, pädagogische Fachkraft in einer Kita. Sie erzählt:

Meine erste, damals noch unwissentliche Begegnung mit Borderline erfolgte im August. Eine Kollegin ging in Mutterschutz und die verbleibende Gruppenkollegin brauchte eine neue Zweitkraft an ihrer Seite – Peggy. Ich bekam vorerst nur »Fetzen« mit, bis Peggy eines Morgens bei uns heulend in der Gruppe stand: »Ich kann so nicht arbeiten, vielleicht geh ich besser wieder.« Es gab Stress in ihrer Gruppe.

Nach vier Wochen wechselte auch die verbliebene Kollegin die Einrichtung und ich sollte ihre Stelle übernehmen. Peggy wurde nun meine Kollegin. Eigentlich fing alles ganz positiv an – wir gestalteten den Gruppenraum um und bastelten gemeinsam mit den Kindern, machten es gemütlicher. Wir trafen uns und schrieben die Gruppenstruktur auf. Sie wirkte auf mich erfahren und organisiert. Nun ging es darum, die neue Gruppe kennenzulernen, die Kollegin kennenzulernen und gemeinsam an einem Strang zu ziehen – wir arbeiten ja pädagogisch.

Die nächsten Wochen verliefen holprig. Es gab Unstimmigkeiten bezüglich einiger Regeln und Konsequenzen, die ich anwenden wollte und sie nicht. Nach mehreren Versuchen gab ich auf. Im Team wurde gesagt: »Die Gruppe ist so laut, es gibt keine Regeln.« Und das Team hatte Recht!

Als ich in den Herbstferien ohne Peggy arbeitete, lief es besser, ruhiger. Ich hatte eine schöne Zeit. Danach folgte mein Urlaub. Am dritten Tag rief mich Peggy an, um mir mitzuteilen, dass Eltern sich beschwert hätten – die Kinder seien in der vorigen Woche zum Essen gezwungen worden und hätten hinterher ihre Köpfe auf den Tisch legen müssen und sich nicht rühren dürfen. Das war schlicht gelogen!

Im November hatte Peggy Ärger mit einem Elternpaar. Es folgten Gespräche, von denen ich nichts wusste und in die ich nicht involviert war. In der Gruppe war ich zunehmend allein. Peggy entzog sich dem Gruppengeschehen, um auf die Toilette zu gehen oder irgendetwas zu tun. Die Arbeit strengte mich an und machte mir immer weniger Spaß.

Ich signalisierte meinen Unmut bei Peggy, stieß aber auf Unverständnis. Sie nutzte nun jede Gelegenheit, um sich »dünne« zu machen. Eine richtige Zusammenarbeit war kaum möglich. Und es hagelte spitze Bemerkungen. Zum Beispiel nahm ich zum Trost ein Kind auf den Schoß und kitzelte es am Bauch, woraufhin es lachte. Sie sagte: »Du weißt schon, dass das ein körperlicher Übergriff ist?«

Aus dem Büro hörte ich über Dritte, dass ich faul sei und man mit mir nicht arbeiten könne. Also erledigte ich zu Hause einige Bastelarbeiten für die Gruppe. Meine Verfassung und meine Stimmung wurden stetig schlechter. Ich sprach die Leitung an und teilte meine Eindrücke mit. Jene entgegnete mir: »Die Geschichte hat ja immer zwei Seiten.«

Wieder hörte ich über Dritte, dass ich nicht in der Lage sei, mit sechs Kindern allein in der Gruppe zu bleiben. Also überlegte ich mir Strategien – und ging mit acht Kindern zum Eisenbahnbauen auf den Flur. Entspannung für einen Tag. Kurz darauf, mittlerweile war Advent, las ich den Kindern eine Geschichte vor. Als die Kinder schließlich leise waren und zuhörten, verwickelte Peggy die Praktikantin in ein Gespräch. Das störte ungemein und die Kinder wurden wieder unruhig. Später konfrontierte ich Peggy damit und sagte, dass das kein vorbildhaftes Verhalten war. Sie reagierte schnippisch und nannte mich oberlehrerhaft. Die Disharmonie war kaum auszuhalten.

Ich freute mich auf die nahenden Weihnachtsferien und meinen Urlaub. An der Weihnachtsfeier, die 25 km entfernt stattfand, nahm ich nicht teil, im Gegensatz zu Peggy. Den Rest weiß ich von Erzählungen. Offenbar trank sie viel Alkohol. Auf ihr Kind passte die 14-jährige Tochter einer Kollegin auf. Nach der Weihnachtsfeier fuhren einige direkt nach Hause und fünf andere fuhren mit zu Peggy. Dort angekommen, vermisste Peggy plötzlich ihre Tasche. Geradezu hysterisch lief sie um 24 Uhr los – in den Wald und in die Richtung, aus der sie gekommen waren. Aufhalten konnte sie niemand. Zunächst begannen zwei Personen nach Peggy zu suchen, während eine andere Kollegin bei Peggys Kind blieb. Nun wurde auch unsere Chefin dazugebeten, sodass mitten in der Nacht und bei Regen fünf Leute nach ihr suchten. Sie fanden sie schließlich völlig durchnässt und verwirrt auf einem Waldweg in einer Pfütze liegend. Trotz alarmiertem Rettungswagen, die Polizei kam ebenfalls hinzu, konnte Peggy in ihre Wohnung zurück und dort mit ihrer kleinen Tochter verbleiben. Ende Januar lief ihre Probezeit aus – ihr Arbeitsverhältnis wurde nicht verlängert.

Noch heute distanzieren sich Eltern von mir. Peggy hatte ihnen erklärt, dass ich Schuld an ihrer Nichtweiterbeschäftigung sei und dass ich außerdem ihre Kinder nicht möge und sie abfällig behandeln würde. Dazu konnte oder durfte ich mich bisher nicht erklären. Auch von meiner Chefin wurde ich anfänglich noch als unfähig und nicht vertrauenswürdig eingeschätzt. Zumindest kam es bei mir so an.

Mein Vertrauen ist insgesamt stark erschüttert und nach über einem Jahr kämpfe ich immer noch mit den Folgen. Positiv ist, dass ich jetzt liebe Kolleginnen an der Seite habe, mit denen die Arbeit wieder Spaß macht.

DRITTER TEIL

Unterstützung für die Angehörigen

Maßnahmen, Methoden und erste Schritte

Vermutlich kennt jede oder jeder das Gefühl, dass sich dringend etwas bewegen oder verändern muss. Und manchmal fehlen nur ein Impuls, ein Plan oder ein paar Informationen, um in die Umsetzung zu kommen.

Den Anfang finden

Angehörige von Borderline-Betroffenen sind häufig mehr mit ihrem Gegenüber beschäftigt als mit sich selbst – egal, ob Partnerinnen und Partner, erwachsene Kinder, Eltern oder Geschwister. So sind ihnen Selbstschutz und Selbstfürsorge meist fremd und sie müssen erst lernen, sich um sich selbst zu kümmern oder auch mit sich selbst in Kontakt zu kommen. Selbstschutz und Selbstfürsorge können etwa damit beginnen, sich von den Betroffenen abzugrenzen, ihnen Grenzen aufzuzeigen und »Nein« zu sagen. Allein dies kann den Angehörigen sehr schwerfallen, wie auch das Wahrnehmen der eigenen Bedürfnisse und der achtsame Umgang mit sich selbst. Mitunter fällt es ihnen vielleicht sogar leichter, die Aufmerksamkeit auf ihr Gegenüber zu lenken als auf sich selbst –

der Blick nach innen und das eigene Aufräumen können durchaus unangenehm sein.

Gleichwohl überwiegt der Wunsch nach Veränderung. Aber wie? Was verändern? Und wo anfangen? Die Antwort mag hart klingen: Bei sich selbst! Ein erster Schritt kann zum Beispiel sein, die eigenen Verhaltensmuster, Verletzungen, Prägungen, Überzeugungen oder Glaubenssätze anzuschauen und aufzuarbeiten – mit dem Ziel der Selbstliebe. Und schließlich ist es die Veränderung im Innen, die eine Veränderung im Außen bewirken kann.

Warum Selbstreflexion so wichtig ist

Selbstreflexion bedeutet, sich selbst zu analysieren und zu hinterfragen – die eigenen Gefühle, das eigene Verhalten und das eigene Denken. Entsprechende Fragen könnten zum Beispiel sein: Wie kommuniziere ich mit anderen Menschen? Wie verhalte ich mich in bestimmten Situationen? Bin ich auf Augenhöhe mit anderen Menschen? Stelle ich mich über/unter andere? Oder wie gehe ich mit Gefühlen um?

Um sich hierüber oder auch über sich selbst bewusster zu werden, können vielleicht Bewegung an der frischen Luft, ein ausgedehnter Spaziergang in der Natur, eine digitale Auszeit oder das Schreiben eines Tagebuchs helfen. Manchmal kann abends der günstigere Zeitpunkt zum Reflektieren sein, manchmal morgens, manchmal zwischendurch. Keine Gedanken sind falsch und Regeln gibt es ebenfalls nicht. So kann Selbstreflexion ein erster Schritt zur Veränderung sein.

Mit Achtsamkeit bei sich ankommen

Die Aufmerksamkeit ins Hier und Jetzt zu holen, gestaltet sich häufig gar nicht so einfach. Die Gedanken schweifen ab, landen in der Vergangenheit oder woanders, körperliche Symptome werden übergangen und vieles ist wichtiger als die eigene Person oder der Moment. Achtsamkeit meint, den Augenblick geistig und körperlich ganz bewusst wahrzunehmen und zu akzeptieren – ohne dabei das, was in diesem Augenblick geschieht, zu bewerten. So kann Achtsamkeit eine wesentliche Voraussetzung für Gesundheit sein – sie hilft uns, gesund zu werden und gesund zu bleiben.

Achtsamkeit kann trainiert werden

Zustände von Gelassenheit, Entspannung oder innerer Ruhe lassen sich durch ein regelmäßiges Training der Achtsamkeit und der Wahrnehmung erreichen. In der Folge können Situationen vielleicht neu oder anders bewertet, innere Ressourcen aktiviert oder Stress bewältigt werden. Auch etwa Ängste, Schlafstörungen, Bluthochdruck, chronische Schmerzen oder Depressionen können auf diese Weise positiv beeinflusst werden. Achtsamkeits- und Entspannungsübungen sind in fast jeden Alltag integrierbar.

Welche Achtsamkeits- und Entspannungsübungen gibt es?

Methoden zur Achtsamkeit und Entspannung gibt es viele. Einige der hier aufgeführten bedürfen anfangs eventuell der Anleitung, etwa über Volkshochschulkurse, später können sie jedoch selbstständig durchgeführt werden. Zu Achtsamkeit – allein oder in der Gruppe – laden zum Beispiel Qigong, Tai-Chi, Yoga, Autogenes Training, Pilates oder Feldenkrais ein. Ebenso verschiedene Formen der Meditation oder das bewusste Atmen.

Ein Spaziergang in der Natur kann zum Beispiel mit Barfußgehen verbunden werden – und etwa das Allein-sein-Lernen fördern. Auch ein Aufenthalt im Wald wirkt sich heilsam auf Körper, Geist und Seele aus. Ein achtsames Kochen mit frischen Lebensmitteln und achtsames Essen können dies noch unterstützen.

Daneben kann etwa die progressive Muskelrelaxation nach Jacobson (PMR) zur Entspannung beitragen – diese kann überall, situativ, allein oder in der Gruppe und ohne größere Planung durchgeführt werden.

Progressive Muskelentspannung nach Jacobson

Bei der progressiven Muskelentspannung nach Jacobson (auch progressive Muskelrelaxation nach Jacobson, PMR) werden in einer bestimmten Reihenfolge einzelne Muskelgruppen nacheinander angespannt und wieder entspannt, um schließlich eine Entspannung des gesamten Körpers zu erreichen. Zuerst sind die Muskelgruppen der dominanten Hand (eine Faust machen) und des Unter- und Oberarms dran, danach die Muskelgruppen der gegenüberliegenden Seite. Hierauf können die Muskelgruppen des Gesichts, der Schultern, des Nackens, des Bauchs, des Rückens, des Gesäßes, des Ober- und Unterschenkels bis hin zum nicht dominanten Fuß folgen. Mit geschlossenen Augen, in Rückenlage oder sitzend wird die Konzentration auf die jeweilige Muskelgruppe gelenkt, langsam angespannt und die Spannung für ca. 5–7 Sekunden gehalten. Dann wird langsam und konzentriert wieder entspannt. Vor der nächsten Anspannungsphase erfolgt eine Pause. Eine Sitzung dauert zwischen 20 und 30 Minuten, gegebenenfalls länger.

Wenn es über Achtsamkeit und Entspannung hinausgeht

Mittels Selbstreflexion, Selbstschutz und Selbstfürsorge kann es gelingen, sich selbst besser kennenzulernen oder sich selbst näher zu kommen. Vielleicht wird nun ein tieferer Blick notwendig oder Glaubens- und Erziehungsmuster geraten in den Fokus und sollen aufgelöst werden. Oder es besteht der Wunsch, an der eigenen Persönlichkeit zu arbeiten, um voranzukommen – und schließlich den Weg hin zu einem positiven Miteinander zu finden.

Viele Wege und (Therapie-) Methoden

Methoden, um an sich zu arbeiten, sich zu finden oder neu aufzustellen, gibt es zuhauf. Die einen sind seriös, die anderen weniger. Die einen kosten Geld, die anderen nicht. Und die nächsten sind in Eigenregie kaum durchführbar. Sich nun in der Flut der Möglichkeiten zu orientieren, kann ebenso herausfordernd wie anstrengend sein. Gleichwohl begegnen sich viele Methoden und Sichtweisen an verschiedenen Punkten oder fließen ineinander, sodass sich vielleicht wieder neue Türen öffnen können.

Mit den im Folgenden vorgestellten Methoden und Werkzeugen erhalten Sie einige bewährte Möglichkeiten, um sich weiterzuentwickeln, weiterzukommen und sich selbst zu coachen. Die Techniken bedürfen zwar einiger Routine in der Übung und Anwendung, sind aber größtenteils in Eigenregie erlern- und durchführbar. Sie können dabei eigenverantwortlich und in Ihrem Tempo vorgehen und herausfinden, was zu Ihnen passt. Sie können zum Beispiel Ihre eigenen Bedürfnisse kennen- und wahrzunehmen lernen, für sich selbst zu sorgen und sich anzunehmen lernen und sich gestatten, »heil« zu werden.

(Miteinander) kommunizieren lernen

Wenn die Kommunikation nicht funktioniert, kann sich eine regelrechte Konfliktspirale entwickeln, die ein positives Miteinander nahezu unmöglich macht. Und häufig spielt dabei die eigene Art der Kommunikation eine Schlüsselrolle.

Vieles scheitert an der Kommunikation

Die Kommunikation zwischen Angehörigen und Borderline-Betroffenen bedeutet meist für beide Seiten eine große Herausforderung. Neben einer zunehmenden Lautstärke kann es in Gesprächen immer wieder zu gegenseitigen Vorwürfen und Missverständnissen kommen: »Du verstehst mich nicht … hörst mir nicht zu … reduzierst mich auf …«. Wut, Ärger oder nicht ausgedrückte Bedürfnisse gewinnen schnell die Oberhand. Manchmal gelingt eine Diskussion auch nicht, weil die erwartete Antwort der Betroffenen nicht sachlich, sondern emotional und bisweilen kindlich ausfällt – und das eigene Verhalten darauf schlicht unpassend ist. Mithilfe verschiedener Techniken kann es gelingen, die Kommunikation zu verbessern und ein harmonischeres Miteinander zu gestalten.

Die Kommunikation zwischen zwei Menschen findet über Sprache und/oder nonverbal statt. Dabei äußert eine Person etwas und die andere reagiert darauf. So kann es für beide Seiten, vor allem aber für sich selbst förderlich sein, die eigene Art der Kommunikation zu optimieren und die eigenen Persönlichkeitsstrukturen in den Fokus zu nehmen, um eine Veränderung in Gang zu setzen.

Im Folgenden finden Sie drei unterstützende Möglichkeiten. Die erste Möglichkeit lädt Sie zunächst zu einem anderen Blick auf schwierige Situationen ein, um Ihrem Gegenüber gelassener begegnen zu können.

Zwischen der Person und der Erkrankung unterscheiden

Manchmal spitzen sich Gespräche oder Konflikte sehr schnell zu – vielleicht, weil ein bestimmtes Verhalten der Betroffenen über das eigene Verständnis hinausgeht, etwa sexuelle Begegnungen mit anderen Personen. Oder eine Mutter, die ihr erwachsenes Kind als Reaktion auf eine kritische Nachfrage beschimpft und entwertet. Oder eine Jugendliche, die sich weigert, zur Schule zu gehen. In solchen Situationen ruhig zu bleiben, fällt vermutlich niemandem leicht. Und dann noch »richtig« zu reagieren – geht das überhaupt? Ein Patentrezept oder einen allgemeingültigen Lösungsvorschlag gibt es sicher nicht.

Eine recht wirkungsvolle Strategie kann jedoch sein, etwas Abstand zum Geschehen herzustellen und die Situation mit anderen Augen zu betrachten. Dies kann zum Beispiel durch ein kurzes Innehalten, das Einnehmen der Außenperspektive oder dem Herausgehen aus der Situation gelingen, um schließlich zwischen der Person als solche und der Borderline-Erkrankung zu unterscheiden: Was passiert oder wer oder was dominiert hier gerade? Würde eine Mutter so etwas sagen? Oder welchen Anteil hat die Erkrankung an dem Geschehen? Die andere Sichtweise kann mitunter für Entspannung und Erleichterung sorgen.

Gewaltfreie Kommunikation (GFK) nach Rosenberg

Marshall B. Rosenberg wurde 1934 in den USA geboren und starb 2015 ebenda. Die Rassenunruhen in Detroit, Michigan, im Sommer 1943 erlebten er und seine Familie hautnah mit. Bald darauf war es sein jüdisch klingender Name, der Gewalt bei seinen Mitschülern provozierte. So beschäftigten Rosenberg schon als Schüler und später als Psychologe zwei wesentliche Fragen. Zum einen: Was geschieht im Einzelnen, wenn Menschen den Kontakt zu ihrer eigentlich vorhandenen einfühlsamen Natur verlieren und ein gewalttätiges und ausbeuterisches Verhalten entwickeln? Und zum anderen: Wie gelingt es Menschen oder was gibt ihnen die Kraft, trotz widrigster Umstände, in Kontakt mit ihrem Einfühlungsvermögen zu bleiben? Wie gelang dies beispielsweise Menschen, die ein Konzentrationslager überlebt hatten?

Rosenberg findet eine Sprache, die nicht verletzend ist

Im Lauf der Zeit erkannte Rosenberg, dass der Sprache und dem Umgang mit Wörtern – beim Beibehalten der Einfühlsamkeit – eine Schlüsselfunktion zukommt. Er fand einen Zugang zum Sprechen und Zuhören, der es möglich macht, von Herzen zu geben: durch eine Form der Kommunikation, die uns mit uns selbst und mit anderen in Kontakt kommen und so unser natürliches Einfühlungsvermögen ausdrücken lässt. Rosenberg definiert diese Form der Kommunikation als Gewaltfreie oder Einfühlsame Kommunikation. Eine Sprache also, bei der wir ohne Bewertungen, Urteile, Vergleiche oder Schuldzuweisungen miteinander kommunizieren. Oft genug geht ja unsere Art zu sprechen, uns selbst und anderen gegenüber, mit Verletzung und Leid einher.

Sprache kann das Einfühlungsvermögen blockieren

Bisweilen sprechen und kommunizieren wir in einer Weise miteinander, die ein gewalttätiges Verhalten uns selbst und anderen gegenüber fördert – und oft wachsen wir schon damit auf. So verurteilen wir andere und ihr Verhalten, wenn diese nicht unseren Wünschen entsprechend funktionieren. Wir lasten ihnen an, dass sie schlecht sind oder Unrecht haben, wir beleidigen, kritisieren, machen nieder, stecken in Schubladen, vergleichen, stellen Diagnosen oder machen Schuldzuweisungen und Vorwürfe. Wir unterteilen vielleicht in gut und böse, in normal und nicht normal, klug und dumm, richtig und falsch oder verantwortlich und nicht verantwortlich.

Laut Rosenberg liegt beinahe jeder Form von Gewalt ein Denken zugrunde, das die Ursache von Konflikten im Fehlverhalten des Gegenübers sucht. Wir nehmen häufig nicht wahr, dass wir selbst, also jede und jeder Einzelne von uns, für unser Denken, Handeln und Fühlen verantwortlich sind. Hierzu zählen etwa Äußerungen wie »wegen dir …«.

Zudem werden Wünsche als Forderungen formuliert, wenn die Einfühlsamkeit mit uns selbst und anderen blockiert ist. Und bei Nichteinhalten drohen womöglich Schuldzuweisung oder Bestrafung. Das Sollen und Müssen sowie das Verdienen von Lob oder Strafe für bestimmte Handlungen gehören ebenfalls dazu. So lernen wir oft nicht wahrzunehmen, was wir fühlen und/oder was wir brauchen, sondern vielmehr lernen wir uns von dem, was in unserem Inneren eigentlich vorgeht, abzutrennen. Wir sind eher außenorientiert als in Kontakt mit uns selbst.

Gewaltfreie Kommunikation im Alltag

Auf eine einfache Formel gebracht, kann es durch die GFK gelingen, einen anderen Blick auf Beziehungen zu bekommen, indem wir unsere eigenen zugrunde liegenden Bedürfnisse und die der anderen wahrnehmen. Um unser Gegenüber zur Einfühlsamkeit zu bewegen, sprechen wir, ohne zu kritisieren, zu analysieren, zu diagnostizieren oder zu beschuldigen.

So ist die GFK auch anwendbar, wenn eine der beiden Seiten die Methode nicht kennt – es genügt, wenn eine Seite mit sich selbst in Kontakt ist und sich entsprechend einfühlsam verhält.

Wie funktioniert Gewaltfreie Kommunikation?

Die Gewaltfreie Kommunikation basiert auf vier Komponenten:

1. Wir beobachten eine Situation, ohne zu bewerten oder zu beurteilen.
   - Beobachtung und Bewertung werden auseinandergehalten.
   - Vermischen wir stattdessen Beobachtung und Bewertung, können andere Menschen dies eher als Kritik empfinden.

2. Wir nehmen unsere Gefühle wahr und drücken sie aus.
   - Gefühle und Gedanken werden unterschieden.
   - Wir unterscheiden zwischen dem, was wir fühlen, und dem, was wir denken, wie wir sind; also zwischen Wörtern, die ausdrücken, was wir fühlen, und Wörtern und Aussagen, die Gedanken, Einschätzungen und Interpretationen wiedergeben.

3. Wir nehmen die Bedürfnisse hinter unseren Gefühlen wahr, wir erkennen und akzeptieren sie und drücken sie aus.
   - Ein Auslöser für unsere Gefühle kann zum Beispiel das sein, was andere sagen – dies ist aber nicht die Ursache für unsere Gefühle.

4. Wir bitten unser Gegenüber um Handlungen, die unsere Bedürfnisse erfüllen können, damit sich unsere beider Lebensqualität verbessert.
   - Sollten sich unsere Bedürfnisse nicht erfüllen, dann formulieren wir – anhand unserer Beobachtungen, Gefühle und Bedürfnisse – eine konkrete Bitte.
   - Hierbei nutzen wir die positive Handlungssprache, das heißt, wir sagen, was wir möchten, und nicht, was wir nicht möchten.

Nachdem wir die vier Komponenten auf uns selbst angewandt haben, werden sie nun auf unser Gegenüber angewandt – wir hören empathisch zu, was andere Menschen beobachten, was sie fühlen, was sie brauchen beziehungsweise was ihre Bedürfnisse sind und was sie von uns erbitten.

Wie ist Gewaltfreie Kommunikation erlernbar?

Die Gewaltfreie oder Einfühlsame Kommunikation dient nicht nur der Konfliktlösung oder als Instrument bei Auseinandersetzungen, sie ist vielmehr in den Alltag integrierbar. Eine lange oder teure Ausbildung ist nicht notwendig – weiterführende Literatur samt Übungsmaterial ist über den Buchhandel verfügbar. Das Konzept der GFK kann von jeder oder jedem erlernt und in jeder Situation eingesetzt werden. So wird die Gewaltfreie Kommunikation auch als Sprache des Lebens bezeichnet. Ferner bieten verschiedene GFK-Vereine und GFK-Verbände Ausbildungen, Seminare oder Übungsgruppen an. Zertifizierte GFK-Trainerinnen und -Trainer sind dort ebenfalls zu finden. Bei der Suche kann das Internet behilflich sein.

Transaktionsanalyse nach Berne (TA)

Die Transaktionsanalyse wurde in den 1950er Jahren von dem kanadisch-US-amerikanischen Arzt und Psychiater Eric Berne (1910–1970) begründet und seither stetig weiterentwickelt. Auch Eric Berne, eigentlich Eric Lennard Bernstein, ging es bei der Transaktionsanalyse in erster Linie um die Arbeit an der eigenen Persönlichkeit.

Mit TA das eigene Verhalten beeinflussen

Bernes Anliegen war es, den Menschen eine Methode an die Hand zu geben, um sich selbst zu verändern, das eigene Verhalten zu kontrollieren und zu lenken und nicht zuletzt zu erkennen, dass das eigene Schicksal nicht bestimmt, sondern frei wählbar ist. Das Ziel der Transaktionsanalyse ist das autonome Denken, Fühlen und Handeln eines Menschen. Die Transaktionsanalyse ist für jede und jeden geeignet.

Von der Transaktion zur Transaktionsanalyse

Bei einer Transaktion übt ein Mensch einen verbalen oder nicht verbalen Reiz (zum Beispiel durch Blicke oder Unterton) auf einen Zweiten aus, und dieser reagiert darauf. Die Reaktion des Zweiten führt wiederum zu einer Reaktion des Ersten.

Mittels der Transaktionsanalyse wird nun eine Transaktion zwischen zwei oder mehreren Menschen untersucht. Nach Berne hat jeder Mensch verschiedene Ich-Zustände (Bewusstseinszustände) und Lebensanschauungen (Grundpositionen) inne, mit denen er anderen Menschen begegnet und mit denen er auf andere Menschen reagiert. Von diesen Ich-Zuständen und Lebensanschauungen ausgehend, funktioniert die Transaktionsanalyse.

Was sind Ich-Zustände?

Manchmal lässt sich beobachten, wie unterschiedlich, bisweilen auch widersprüchlich sich ein einziger Mensch verhalten kann, zum Beispiel in der Begegnung mit verschiedenen Personen oder in anderer Umgebung. Plötzlich verändert ein Mensch etwa seine Haltung, seine Stimmlage, sein Sprechen oder seine Ansichten. Der erwachsene Mann im Anzug beispielsweise, der eben noch sachlich und korrekt einen Vortrag gehalten hat und anschließend jubelnd und ausgelassen wie ein kleiner Junge über den Fußballplatz tobt, um sein zweites Tor zu feiern.

Diese unterschiedlichen und veränderten Verhaltensweisen, die ein Mensch an den Tag legen kann, beschreibt Berne als Ich-Zustände. Insgesamt gibt es drei Ich-Zustände, über die jeder Mensch verfügt und die sich in seinem Denken, Fühlen und Handeln widerspiegeln: den Eltern-Ich-Zustand, den Erwachsenen-Ich-Zustand und den Kind-Ich-Zustand.

Wie sich die drei Ich-Zustände unterscheiden

1 Eltern-Ich-Zustand:
- Dieser Zustand ähnelt dem der Eltern oder anderer Autoritätspersonen,
- das heißt, ich reagiere, denke, spreche, fühle und handle wie meine Elternfiguren – beziehungsweise so, wie ich es als kleines Kind erlebt und (ungeprüft) abgespeichert habe.

2 Erwachsenen-Ich-Zustand:
- Hier wird nicht ungeprüft von anderen übernommen und abgespeichert, sondern vielmehr all meine bewusst erlebten Erfahrungen.
- Die Wirklichkeit kann autonom und objektiv erfasst werden (unabhängig vom Eltern-Ich und Kind-Ich),

- das heißt, ich reagiere auf das Hier und Jetzt (nicht auf die Vergangenheit) und kann realitätsbezogen und logisch überlegen, ich kann eine Situation nüchtern und sachlich abwägen und orientiere mich an Fakten.

3 Kind-Ich-Zustand:
- Hier denke, fühle und handle ich, wie ich es als Kind getan habe.
- Ich empfinde etwa Schmerz, Trauer, Angst, Neid, Eifersucht, Hass, Enttäuschung, Glück, Sehnsucht, Freude oder Liebe.

Welcher Ich-Zustand ist gerade aktiv?

Ein Mensch drückt den Ich-Zustand aus, in dem er sich gerade befindet – je nach Situation. Dies kann also der Eltern-Ich-Zustand sein, der Erwachsenen-Ich-Zustand oder der Kind-Ich-Zustand. Alle drei Ich-Zustände haben ihre Berechtigung und wir benötigen sie, um erfolgreich kommunizieren und klare Entscheidungen treffen zu können. Die Ich-Zustände grenzen sich klar voneinander ab. Allerdings kann ein Mensch den Ich-Zustand sehr rasch wechseln.

Wie sich die Ich-Zustände nach außen zeigen

Ein Mensch kann einerseits den Ich-Zustand ausdrücken, in dem er sich gerade befindet. Andererseits kann er aber auch mit einem bestimmten Ich-Zustand reagieren, wenn dieser von einem anderen Menschen »angesprochen« wird. Eine wesentliche Rolle spielen hierbei das Eltern-Ich und das Kind-Ich – beide Zustände werden nochmals funktional unterteilt, also entsprechend ihrem abgespeicherten Verhalten. Dieses kommt zum Ausdruck, wenn der jeweilige Ich-Zustand aktiviert wird.

Die funktionale Unterteilung der Ich-Zustände

1 Eltern-Ich:

- **Fürsorgliches Eltern-Ich:** hilfsbereit und ermutigend, jedoch auch übertrieben fürsorglich
- **Kritisches Eltern-Ich:** Befehlend, kritisierend, wertend, begrenzend, hat Vorurteile, stellt Regeln, Gebote und Verbote auf und sorgt für deren Einhaltung.

2 Erwachsenen-Ich:

- wird nicht unterteilt
- Ich verhalte mich reif, neutral, respektvoll, erkenne Zusammenhänge, vergleiche und diskutiere, übe konstruktive Kritik, löse Probleme, kann die Wahrscheinlichkeit abschätzen, treffe situationsangemessene Entscheidungen.
- Hier können die ungefiltert übernommenen Verhaltensweisen des Eltern-Ichs auf Stimmigkeit überprüft werden.
- Hier kann mit den Gefühlen des Kind-Ichs umzugehen gelernt werden.
- Hat regulierenden Einfluss auf das Eltern-Ich und das Kind-Ich und vermittelt objektiv zwischen beiden.
- ermöglicht Veränderung
- Der Erwachsenen-Ich-Zustand kann bei jeder und jedem aktiviert und freigelegt werden.

3 Kind-Ich:

- **Angepasstes Kind-Ich:** Tut, was Eltern oder später andere erwarten, macht allen alles recht, will gefallen, gehorcht, befolgt Regeln, benimmt sich, fürchtet sich, ist unsicher, verschließt sich, fühlt sich schuldig.

- **Rebellisches Kind-Ich:** Tut nicht, was andere erwarten, lehnt sich auf, ist trotzig, aggressiv.
- **Natürliches oder freies Kind-Ich:** Ist unabhängig von anderen, unbefangen, unbeeinflusst, offen, mitunter egoistisch, neugierig, spielt, weint, lacht, freut sich, tanzt, singt, ist kreativ.

Wer erreicht wen und welcher Ich-Zustand reagiert?

Spricht ein Mensch zum Beispiel im Eltern-Ich (»Du musst … immer …«) zu einem anderen, reagiert dieser häufig mit seinem Kind-Ich (»Nee, lass mich in Ruhe!«). Oder umgekehrt erreicht ein Mensch im Kind-Ich häufig das Eltern-Ich des Gegenübers. Günstig wäre es nun, wenn das Erwachsenen-Ich zumindest einer der beiden die Situation objektiv erfasst, um das Problem sachlich (im Hier und Jetzt) zu klären.

Bei Menschen mit Borderline- und/oder narzisstischen Zügen ist das Erwachsenen-Ich zwar vorhanden, aber meist weniger ausgebildet, sodass sie vornehmlich über das Eltern-Ich oder Kind-Ich agieren. Kommunizieren Menschen mit Borderline- und/oder narzisstischen Zügen zum Beispiel über das Eltern-Ich, erreichen sie oft das Kind-Ich des Gegenübers. Statt nun wütend mit dem Kind-Ich zu reagieren, kann »der Wind aus den Segeln genommen werden«, indem in das Erwachsenen-Ich gewechselt wird und eine neutrale Reaktion erfolgt. Um selbst angemessen mit dem Erwachsenen-Ich reagieren zu können, wäre es gut, zunächst an der eigenen Entwicklung zu arbeiten und etwa das eigene Eltern-Ich und Kind-Ich anzuschauen.

Das Erwachsenen-Ich des Gegenübers kann angesprochen und aktiviert werden, zum Beispiel durch Wie-, Was-, Warum-, Wer- oder Wann-Fragen. In der Regel wird anhand des Tons, der Sprache, der Mimik und der Gestik deutlich, in welchem Ich-Zustand ein Mensch sich gerade befindet.

Was sind Lebensanschauungen oder Grundpositionen?

Ein Mensch ist von Anfang an auf die Zuwendung seiner Eltern oder anderer enger Bezugspersonen angewiesen. Und je nachdem, wie diese Zuwendung ausfällt, entwickelt ein Mensch seine Lebensanschauung. So ergeben sich aus den frühen Erfahrungen, die ein Mensch macht, Überzeugungen, die ihn eine Position einnehmen lassen, mit der er – oft ein Leben lang – sich selbst und der Welt begegnet. In der TA werden vier Grundpositionen unterschieden:

1. Ich bin nicht o. k. – du bist o. k.
   - eine eher etwas depressive Grundposition
   - Hier können zum Beispiel Ängste, Überangepasstheit, fehlendes Selbstvertrauen oder das Empfinden von Benachteiligung eine Rolle spielen.

2. Ich bin nicht o. k. – du bist nicht o. k.
   - eine eher etwas verzweifelte Grundposition
   - Hier wird meist professionelle Hilfe benötigt.

3. Ich bin o. k. – du bist nicht o. k.
   - eine eher etwas arrogante Grundposition
   - Hier werden für Fehler häufig andere verantwortlich gemacht.
   - Mitmenschen werden mitunter als minderwertig betrachtet.

4. Ich bin o. k. – du bist o. k.
   - Dies sollte die angestrebte Grundposition sein.
   - Für diese Position kann sich bewusst entschieden werden.
   - Ist die »gesunde« Position.

Wie und wann festigt sich eine Grundposition?

Inmitten von Begrenzungen und Regeln, die einem Kind schon früh übergestülpt werden, oder »Du musst ...«, »Du darfst nicht ...«, festigt sich eine Lebenseinstellung, mit der ein Mensch sich selbst und andere sieht. Folglich gelangen auch Menschen mit einer als glücklich beschriebenen Kindheit zuerst zu der Überzeugung »Ich bin nicht o. k. – du bist o. k.«. Mitunter kann diese Überzeugung ein Leben lang erhalten bleiben oder bei schlimmen Erfahrungen von der zweiten oder dritten Grundposition abgelöst werden. In der Regel festigt sich eine der Grundpositionen bis zum dritten Lebensjahr.

Die Grundposition bewusst verändern

Allerdings handelt es sich bei einer Lebensanschauung oder Grundposition um eine Entscheidung – und somit ist die Lebensanschauung oder Grundposition veränderbar. Während über die ersten drei Grundpositionen früh im Leben unbewusst entschieden wird, kann sich für die vierte Grundposition »Ich bin o. k. – du bist o. k.« bewusst – durch eigenes Überprüfen – entschieden werden. Die ersten drei Lebensanschauungen setzen sich aus den Aufzeichnungen des Eltern-Ichs und des Kind-Ichs zusammen und beruhen auf Emotionen und Sinneseindrücken. Sie sind daher unbewusst, wir werden in sie hineingedrängt. Die vierte Grundposition »Ich bin o. k. – du bist o. k.« ist eine Lebensanschauung, für die wir uns bewusst entscheiden können. Sie beruht auf unserem Denken und unserem Einsatz, unserer Mitwirkung.

Die Ich-Zustände und Grundpositionen im Alltag

Um das eigene Verhalten zu reflektieren, genügt es häufig schon zu erkennen, welcher Ich-Zustand bei mir gerade angesprochen wird und aus welchem Ich-Zustand heraus ich auf jemanden reagiere, und ferner, ob ich meinem Gegenüber auf Augenhöhe begegne. Oder besser: Gelingt es mir zum Beispiel, situativ angemessen mit meinem Erwachsenen-Ich zu reagieren und befinde ich mich in der angestrebten Grundposition »Ich bin o.k. – du bist o.k.«?

Ein aktives Zuhören, Beobachten und interessiertes Nachfragen ermöglichen es zudem, den jeweiligen Ich-Zustand und somit die Reaktionen meines Gegenübers grob einzuordnen. Hierbei soll es nicht um psychologische Einschätzungen gehen, sondern vielmehr darum, das eigene Verhalten anzuschauen, auf das mein Gegenüber entsprechend reagiert. Und nun das eigene Verhalten (vielleicht den eigenen Ich-Zustand) zu überprüfen und zu verändern, damit sich auch das Verhalten meines Gegenübers verändern kann.

Transaktionsanalyse als Kommunikationsmodell

Die Transaktionsanalyse ist eine durchaus komplexe Methode. So können im Weiteren die jeweiligen Begegnungen oder Transaktionen zwischen zwei oder mehreren Menschen angeschaut werden, diese können zum Beispiel parallel, gekreuzt oder verdeckt sein. Hinzu kommen verschiedene psychologische Spiele, die in der Regel unbewusst ablaufen, und etwa das Dramadreieck mit der Rollenverteilung: Opfer, Retter und Verfolger.

Wenn Sie hier tiefer einsteigen möchten, bieten sich neben mancherlei Literatur Seminare oder Workshops an – bei der Suche kann das Internet behilflich sein.

Persönlichkeits-entwicklung und Selbst-Coaching

Angehörig zu sein und sich selbst in den Fokus zu nehmen, kann mitunter sehr schwerfallen. Vielleicht, weil äußere Umstände die Sicht einschränken, die Vergangenheit immer wieder die Oberhand gewinnt oder gar nicht klar ist, wohin es gehen soll. Im Folgenden finden Sie verschiedene Möglichkeiten und Herangehensweisen, um sich auf Ihren individuellen Weg zu machen. Dabei steht das Klopfen im Mittelpunkt – die MET-Klopftherapie nach Franke.

Persönlichkeitsentwicklung durch Klopfen

Das Klopfen zählt wie auch die Akupunktur oder die Akupressur zu den energetischen Verfahren. Hierbei wird davon ausgegangen, dass emotionalen und körperlichen Blockaden eine Störung des Energieflusses im Meridiansystem zugrunde liegt. Durch das Beklopfen bestimmter Akupunkturpunkte können der Energiefluss wiederhergestellt und die Selbstheilung in Gang gesetzt werden.

Wie alles anfing

Als Pionier der energetischen Psychologie gilt der US-amerikanische klinische Psychologe Roger Callahan. Er erkannte, dass auf psychische Probleme durch das Stimulieren von Meridianen (Energieleitbahnen) eingewirkt werden kann. Während einer Sitzung mit einer Wasserphobie-Patientin stellte er fest, dass die Stimulation eines bestimmten Meridians und der gleichzeitige Gedanke der Patientin an Wasser für Heilung sorgte. Die Wasserphobie bestand seit der frühen Kindheit und bisherige Therapien brachten keine Besserung. Daraufhin entwickelte Callahan Ende der 1970er-Jahre die TFT (Thought Field Therapy; Gedankenfeldtherapie). Neben Ängsten behandelte er bald auch Wut, Trauer und andere psychische Probleme erfolgreich mit seiner Gedankenfeldtherapie.

Laut Callahan wird eine Störung im Gedankenfeld durch ein Trauma verursacht. Gleichwohl ist es die Störung im Gedankenfeld, die Symptome macht, und die mit einem oder mehreren Meridianen in Bezug steht. So führt eine Störung im Gedankenfeld zu einer Unterbrechung im Meridiansystem. Die Störung im Meridiansystem wiederum ist für Störungen etwa in den Bereichen Neurologie, Neurotransmitter, Hormone oder Kognition verantwortlich. Mittels der TFT können nun die Störung im Gedankenfeld und die entsprechende Blockade im Meridiansystem behoben werden.

Wie Meridiane auf Körper und Seele einwirken

Meridiane (Energieleitbahnen) bilden die Grundlage der Traditionellen Chinesischen Medizin (TCM). Erste Aufzeichnungen hierzu gab es bereits vor über 2000 Jahren.

Das Meridiansystem besteht aus zwölf Hauptmeridianen und zwei Sondermeridianen. Die Meridiane verlaufen direkt unter der Haut und lassen sich durch Streichbewegungen oder leichten Druck stimulieren. In den Meridianen fließt das Qi (Lebensenergie), das die Verbindung zwischen Geist und Materie darstellt. Solange das Qi frei fließen kann, ist ein Mensch gesund. Wird der Fluss des Qi blockiert oder unterbrochen, kommt es zu körperlichen oder psychischen Beschwerden. Auf den Meridianen befindet sich eine große Anzahl von Akupunkturpunkten, die sich durch Nummern kennzeichnen, und über die der Fluss des Qi reguliert werden kann.

Die zwölf Hauptmeridiane sind jeweils auf beiden Körperseiten angelegt und durchziehen den gesamten Körper. Sie sind nach den Organen benannt, denen sie zugeordnet sind, zum Beispiel Nierenmeridian. Allerdings handelt es sich in der chinesischen Medizin nicht nur um das Organ aus anatomischer Sicht, sondern vielmehr um die Funktion des gesamten Organsystems, daher auch Funktionskreis. Dieser umfasst zum Beispiel die Nieren, die Urogenitalorgane und deren Funktionen. Die beiden Sondermeridiane (Lenkergefäß und Konzeptionsgefäß) sind unpaarig und verlaufen in der Körpermitte, auf der Vorder- und Rückseite.

Unterschiedliche Klopftechniken – unterschiedliche Sichtweisen

Im Lauf der Zeit etablierten sich mehrere Klopftechniken, die sich zwar zum Teil aus der TFT nach Callahan (Thought Field Therapy; Gedankenfeldtherapie) ableiten, sich jedoch in ihren therapeutischen Ansätzen unterscheiden, zum Beispiel die MET-Klopftherapie (Meridian-Energie-Techniken), EFT (Emotional Freedom Techniques; Energie-Feld-Therapie), EdxTM (Energy Diagnostic & Treatment Method) oder PEP (Prozessorientierte Energetische Psychologie).

Im Folgenden wird die MET-Klopftherapie nach Franke vorgestellt. Die MET ist in Eigenregie erlern- und jederzeit anwendbar, auch von Kindern.

MET-Klopftherapie nach Franke

Rainer-Michael Franke, geboren 1954, ist Diplom-Psychologe. Seinen Praxisschwerpunkt bildete die Gestaltpsychotherapie, bis er 2001 im Rahmen einer Fortbildung mit dem Klopfen in Kontakt kam. Die dort erlernte Energie-Feld-Therapie (EFT) integrierte Franke in seine Praxis – und unterstützte zudem die Verbreitung der Technik. 2003 ging er neue Wege und begann gemeinsam mit seiner Frau Regina seine Form der Klopftherapie zu entwickeln, die MET (Meridian-Energie-Techniken).

Mittels der MET kann es gelingen, emotionale Belastungen sofort und dauerhaft aufzulösen, während andere psychotherapeutische Verfahren viel Zeit und Geduld benötigen oder sich Probleme mitunter nicht dauerhaft lösen lassen. Die MET, die Franke zunehmend mit Elementen der Gestalttherapie verknüpfte, stellt ein eigenständiges Therapieverfahren dar – hier gibt es entsprechend ausgebildete Therapeuten und Coaches. Frankes Anliegen ist es jedoch, allen interessierten Menschen mit der MET eine Möglichkeit an die Hand zu geben, selbstständig und lösungsorientiert an ihren Belastungen und Problemen zu arbeiten.

Wo setzt die MET-Klopftherapie an?

Im Gegensatz zu anderen Klopftechniken geht die MET nicht davon aus, dass eine Störung im Gedankenfeld für das Problem eines Menschen verantwortlich ist, ebenso wenig traumatische Erfahrungen aus der Vergangenheit. Franke sieht vielmehr als Ursache des aktuellen Problems die nicht aufgelösten, negativen, verdrängten Gefühle eines Menschen, die mit seinem traumatischen Erlebnis in Verbindung stehen.

So führt ein traumatisches Erlebnis zu einer Blockade im Meridiansystem und diese Blockade wiederum führt zu den negativen Gefühlen, die einen Menschen mitunter sehr belasten können. Mit der MET können nun die negativen Gefühle wie auch die dazugehörige Blockade im Meridiansystem aufgelöst werden. Zu den negativen Gefühlen zählen zum Beispiel Angst, Wut oder Trauer.

Die traumatischen Erlebnisse stammen häufig aus der Kindheit und Jugend. Franke unterscheidet dabei, wie andere auch, zwischen leichten, mittleren, schweren und katastrophalen Traumatisierungen. Selbst leichte Traumatisierungen, etwa eine Ohrfeige, können verdrängt werden und zu negativen Gefühlen führen, die sich in der Gegenwart über verschiedenste Probleme äußern.

Die belastenden negativen Gefühle aus der Vergangenheit können nach und nach aufgelöst werden. Auf diese Weise kann etwa verhindert werden, dass traumatischer Stress zu Veränderungen auf Zellebene führt (Epigenetik) – und Folgegenerationen mit entsprechenden Symptomen reagieren.

Wie funktioniert die MET-Klopftherapie nach Franke?

Im Zentrum der MET stehen also die während eines traumatischen Erlebnisses entstandenen negativen Gefühle eines Menschen, zum Beispiel »Meine Angst zu versagen«, und nicht etwa das Erlebnis, das dieser Angst zugrunde liegt. Schließlich beschäftigt mich jetzt die Angst, zu versagen, sie hindert mich daran, neue Projekte zu starten oder mich gut zu fühlen. An das zugrunde liegende Erlebnis erinnere ich mich vielleicht gar nicht. Dennoch hinterließ jenes eine Blockade in meinem Meridiansystem und meine Angst konnte sich entwickeln.

Die MET zielt nun darauf, die negativen Gefühle aufzulösen. Dies geschieht dadurch, dass das jeweilige negative Gefühl bewusst gemacht wird, während bestimmte Akupunkturpunkte beklopft werden. Das heißt, ich fokussiere mich auf meine Angst und fühle sie im »Hier und Jetzt«, was kurzfristig unangenehm sein kann, und beklopfe gleichzeitig bestimmte Akupunkturpunkte (in der Regel genügen sechs), um die Angst aufzulösen. Schon während des Klopfens kann es zu einer spürbaren Erleichterung kommen. Ich klopfe so lange, bis das negative Gefühl (meine Angst, zu versagen) verschwunden und damit aufgelöst ist. Das aufgelöste negative Gefühl, bleibt dauerhaft aufgelöst.

Was kann mit MET beklopft werden?

Die Anwendungsgebiete der MET sind vielgestaltig. So können negative Gefühle beklopft werden, die aktuell auftreten und bisweilen eine große Belastung darstellen. Dies kann zum Beispiel eine Wut auf jemanden sein: »Meine Wut auf Willi, weil …«. Weitere negative Gefühle sind etwa Angst, Ärger, Hass, Trauer, Enttäuschung, Scham, Zweifel, Schuld, schlechtes Gewissen, Resignation oder Verzweiflung.

Zudem können sich blockierende Glaubenssätze oder Überzeugungen aus der Vergangenheit auf die Entwicklung und das Fortkommen eines Menschen auswirken. Also Sätze oder Überzeugungen, die wir meist früh im Leben gelernt und die sich uns eingeprägt haben, zum Beispiel »Das schaffe ich nie« oder »Ich habe es nicht verdient, glücklich zu sein« oder »Ich muss alles aufessen«. Häufig beeinflussen und behindern uns Glaubenssätze in unserem Alltag – und häufig geschieht dies unbewusst. Mit dem Auflösen der blockierenden Glaubenssätze kann sich ein innerer Frieden einstellen und der Fokus von der Vergangenheit auf die Zukunft gelegt werden. So ist ein Ziel der MET, belastende negative Gefühle und blockierende Glaubenssätze aufzulösen, um die eigene (Opfer-)Haltung zu verändern und in die Eigenverantwortung kommen zu können.

Die MET kann in allen Lebensbereichen angewandt werden, auch bei körperlichen Beschwerden, Erfolgsblockaden oder psychischen Störungen. Falls es nicht gelingt, allein weiterzukommen, etwa bei Traumatisierungen wie Unfällen oder Vergewaltigungen, können ausgebildete MET-Therapeuten unterstützen – bei der Suche kann das Internet behilflich sein.

Selbstständig klopfen mit MET

Zuerst wird die aktuell belastende Emotion oder angstauslösende Situation als Klopfsatz formuliert, zum Beispiel »Meine Angst vor dem Alleinsein«. Danach begebe ich mich gedanklich in die Situation und schätze anhand einer Messwertskala von 0–10 die Schwere meiner Angst ein. Der höchste Wert ist 10.

Während ich mich nun auf die angstauslösende Situation fokussiere, beklopfe ich mit den Fingerspitzen des Zeige- und/oder Mittelfingers einer Hand nacheinander sechs Akupunkturpunkte. Bei jedem Klopfpunkt benenne ich die Angst, also »Meine Angst vor dem Alleinsein«. Die einzelnen Punkte beklopfe ich ca. 5–15-mal. (Der Klopftakt ist ca. 2–3-mal pro Sekunde.)

Auf dem sechsten Klopfpunkt (Akupunkturpunkt Niere 27) verbleibe ich eine Weile – dieser befindet sich unterhalb des Schlüsselbeins und wird, im Gegensatz zu den vorherigen fünf Punkten, beidseitig beklopft.

Dazu spreize ich Daumen und Zeigefinger. Indes reduziert sich meine Angst und der Wert auf der Skala sinkt.

Und je weiter sich meine Angst reduziert, desto milder kann auch der Klopfsatz werden. Das heißt, wenn meine Angst vor dem Alleinsein, zwar geringer, aber noch vorhanden ist, beginne ich wieder von vorne und benenne entsprechend meine restliche Angst: »Meine Restangst vor dem Alleinsein«. Ich klopfe so lange, bis meine Angst deutlich besser oder ganz aufgelöst ist.

Wenn ein neues Gefühl auftaucht

Manchmal kann eine Emotion sehr stark sein. Dennoch genügt es, die Punkte leicht zu beklopfen. Blaue Flecken, die von einer Stinkwut herrühren, braucht niemand. Ferner ist es wichtig, in einem Gefühl zu bleiben, es auszuhalten – wenn ich zum Beispiel eine Traurigkeit beklopfe, verbleibe ich auf dem sechsten Klopfpunkt (Niere 27), bis die Traurigkeit nachlässt.

Mitunter kann es auch passieren, dass beim Beklopfen eines Themas oder Gefühls ein neues Gefühl hochploppt. Wenn ich zum Beispiel die Wut auf einen Freund beklopfe: »Meine Wut auf Willi, weil er sich wieder nicht an unsere Abmachung gehalten hat.« Während des Klopfens verspüre ich plötzlich noch ein anderes Gefühl, etwa eine Traurigkeit – und vielleicht hat diese Traurigkeit mit Willi gar nichts zu tun. Dann verbleibe ich in der Traurigkeit, bis diese aufgelöst ist. Und falls noch weitere Emotionen oder Situationen auftauchen, beklopfe ich diese ebenfalls, bis sich eine Erleichterung einstellt.

Etwas falsch gemacht, wenn der Körper reagiert?

Mitunter können beim Klopfen verschiedene Reaktionen auftauchen, zum Beispiel ein tiefes Durchatmen, Weinen, Gähnen oder Müdigkeit – dies zeigt mir, dass ich mich auf dem richtigen Weg befinde, dass sich etwas löst und verändert.

Beim Klopfen können Sie nichts falsch machen – weder beim Formulieren der Sätze noch beim Klopfen der Akupunkturpunkte. Sie benötigen auch kein Zentimetermaß, um die Akupunkturpunkte zu finden. Selbst das gleichzeitige Sprechen, Klopfen und Zählen automatisiert sich, sobald etwas »MET-Routine« einkehrt.

Im Anhang und im Buchhandel finden Sie weiterführende Literatur zur MET und im Internet (kostenlose) Videos.

Lage der Klopfpunkte

- 1. Klopfpunkt: Blase 2 (Bl 2), auf dem Blasenmeridian am inneren Ende der Augengenbraue
- 2. Klopfpunkt: Gallenblase 1 (Gb 1), auf dem Gallenblasenmeridian am äußeren Augenwinkel

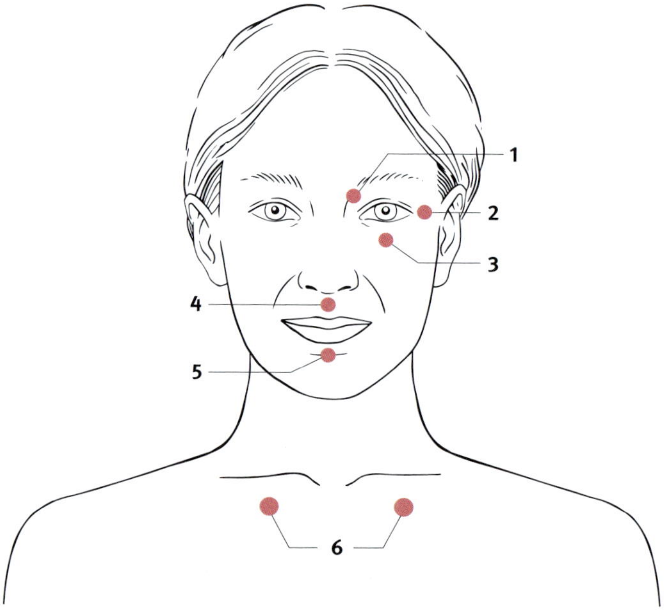

- 3. Klopfpunkt: Magen 2 (Ma 2), auf dem Magenmeridian unter dem Auge, beim Blick geradeaus unter der Pupille
- 4. Klopfpunkt: Lenkergefäß (oder Gouverneursgefäß) 26 (LG 26), auf dem Sondermeridian Lenkergefäß unterhalb der Nase
- 5. Klopfpunkt: Konzeptionsgefäß 24 (KG 24), auf dem Sondermeridian Konzeptionsgefäß in der Vertiefung unterhalb der Unterlippe
- 6. Klopfpunkt: wird beidseitig beklopft, Niere 27 (Ni 27), auf dem Nierenmeridian unterhalb des Schlüsselbeins in der Vertiefung

Neurolinguistisches Programmieren (NLP)

Neurolinguistisches Programmieren kann ebenfalls eingesetzt werden, um sich selbst zu entwickeln und zu coachen – etwa tief sitzende Überzeugungen oder Ängste zu beeinflussen oder persönliche Veränderungen und Erfolge zu erzielen.

NLP geht zurück auf Richard Bandler, ein US-amerikanischer Mathematiker, Informatiker und Psychologe, und auf John Grinder, ein US-amerikanischer Anglist und Linguist. Sie entwickelten die Methode in den 1970er-Jahren anhand von Modellen. Dazu untersuchten sie die Vorgehensweise bedeutender Therapeuten: Fritz Perls (Gestalttherapie), Milton Erickson (Hypnose) und Virginia Satir (Familientherapie). Jene drei arbeiteten erfolgreicher als andere Therapeuten – so beobachteten Bandler und Grinder bei ihnen einige Techniken, Muster und Strukturen, die bei ihren Klienten zu eindrucksvollen Veränderungen im Denken und Verhalten führten. Bandler und Grinder filterten das Wesentliche heraus und verfeinerten es, womit die Grundlage des NLP, das sogenannte Modelling, entstand.

Was ist Neurolinguistisches Programmieren?

Beim NLP geht es grob um Verstehen und Verändern. »Neuro« meint das neuronale System. Dies umschließt neben körperlichen auch emotionale Prozesse, etwa die Wahrnehmung oder das Verhalten. »Linguistisches« meint die Sprache, etwa das Kommunizieren nach außen oder mit uns selbst. Und »Programmieren« bezieht sich auf die gelernten, inneren Denk- und Verhaltensweisen, die gezielt verändert werden können. So befasst sich das NLP mit den Verbindungen zwischen Körper, Sprache und Denken.

Wie funktioniert NLP?

NLP funktioniert über verschiedene Techniken. Mittels dieser Techniken, zum Beispiel Ankern, können persönliche Veränderungen zielgerichtet vorgenommen werden. Die eigene Wahrnehmung bildet dabei jedoch die Basis. Die Wahrnehmung findet über alle Sinne statt – über das Sehen (visuell), Hören (auditiv), Fühlen (kinästhetisch), Riechen (olfaktorisch) und Schmecken (gustatorisch).

Jeder Mensch hat seine eigene, subjektive Wahrnehmung von der Welt. Und die jeweils favorisierte Wahrnehmung wird an der Sprache deutlich – während ein Mensch etwa die kinästhetische Sprache nutzt »Ich fühle …, ich spüre …«, verwendet ein anderer vielleicht die visuelle Sprache »Schau mal …, ich habe gesehen …«. So können die Meinungen aufgrund der unterschiedlichen Wahrnehmung auseinandergehen. NLP fördert nun das Erkennen und Benutzen der jeweiligen Sprachen, um die Kommunikationsfähigkeit und den Umgang mit anderen und sich selbst zu verbessern. Ferner gelingt es mittels NLP, das eigene Potenzial zu entfalten und ungenutzte Ressourcen zu aktivieren.

NLP für die Selbstanwendung kann über Bücher, Workshops oder verschiedene Internetplattformen (teils kostenfrei) erlernt werden. Auch die Begleitung durch NLP-Anwendende ist möglich.

Weitere Methoden zur Persönlichkeitsentwicklung

Nicht allen Menschen liegen die bisher vorgestellten Methoden gleichermaßen. Vielleicht bevorzugen Sie eher Bewegung und Musik und möchten sich und ihren Potenzialen über das Tanzen, zum Beispiel Biodanza, näherkommen. Biodanza wird in der Regel angeleitet und findet in der Gruppe statt. Oder Sie interessieren sich für die Prinzipien der Quantenphysik und möchten sich mit Methoden wie CQM (Chinesische Quantum Methode) beschäftigen, um sich selbst zu coachen. Das Erlernen der CQM wie auch die Unterstützung durch ausgebildete Coaches ist allerdings mit Kosten verbunden. Vielleicht favorisieren Sie auch die Silva-Mind-Methode – die Techniken sind selbstständig erlern- und anwendbar. Weiterführende Literatur ist über den Buchhandel oder das Internet verfügbar, ebenso kostenfreie Videos oder teils kostenpflichtige Kurse.

Selbsthilfe-gruppen – ein Austausch Betroffener

Manchmal sind Selbsthilfegruppen die einzige Möglichkeit, um Menschen zu finden, die das eigene Schicksal nachvollziehen können. Selbsthilfegruppen bieten einen geschützten Rahmen, in dem offen geredet werden und Vertrauen wachsen kann.

> —— **»Zum ersten Mal fühle ich mich verstanden, ohne etwas erklären zu müssen.«** ——
>
> **Eine Teilnehmerin der Selbsthilfegruppe für Borderline-Angehörige.**

Was sind Selbsthilfegruppen (SHG)?

Selbsthilfegruppen gibt es viele – und viele verschiedene. In Selbsthilfegruppen begegnen sich in regelmäßigen Abständen Menschen, die Ähnliches erleben oder erlebt haben. Menschen mit denselben Problemen oder Erkrankungen, die nachempfinden können, wie die anderen sich fühlen, die Informationen austauschen, sich gegenseitig unterstützen, motivieren oder auch aktivieren. Die gleichgesinnten Menschen können Betroffene oder Angehörige von Betroffenen sein. In der Regel werden Selbsthilfegruppen von Betroffenen oder betroffenen Angehörigen initiiert und sind nicht therapeutisch angeleitet.

Meist werden Selbsthilfegruppen durch Fördermittel finanziert, sodass die Teilnahme kostenlos ist. Ansonsten kann eventuell ein kleiner Unkostenbeitrag für die Raummiete anfallen. Die jeweiligen Selbsthilfegruppen treffen sich in Präsenz und/oder online. Die Online-Selbsthilfegruppen finden häufig überregional statt und bieten den Teilnehmenden die Möglichkeit, sich von überall zuzuschalten. Einige Selbsthilfegruppen, etwa Angstgruppen, treffen sich mitunter auch in Lokalen.

Allerdings ist es nicht immer ganz einfach, inmitten der Angebotsfülle die passende Selbsthilfegruppe oder die passenden Selbsthilfegruppen zu finden. Und manchmal scheint keine Gruppe für die eigene Problematik stimmig zu sein.

Welche Arten von Selbsthilfegruppen gibt es?

Für die meisten Erkrankungen oder Probleme gibt es wahrscheinlich eine Selbsthilfegruppe – nur die individuell richtige muss häufig erst gefunden werden. Und dies bedarf unter Umständen etwas Geduld und Ausprobieren. Zumal vielleicht nicht nur ein Problem oder eine Erkrankung vorliegt, sondern mehrere und somit mehrere Selbsthilfegruppen infrage kommen können. Manchmal kommt auch nur eine SHG infrage, bei der zwar der thematische Schwerpunkt passt, jedoch weniger die Vorgehensweise oder die Zielsetzung. Hierfür gibt es verschiedene Arten von Selbsthilfegruppen. Grob unterscheiden sich Selbsthilfeorganisationen, Gesprächsselbsthilfegruppen und Anonymous-Gruppen.

Was sind Selbsthilfeorganisationen?

Bei Selbsthilfeorganisationen handelt es sich häufig um größere gemeinnützige Vereine auf Bundes- und/oder Landesebene. Sie können Mitgliedsbeiträge erheben und politisch aktiv sein. Obenan steht meist die Information der Mitglieder (und bisweilen Nichtmitglieder und Angehörigen) über die entsprechende Erkrankung durch die jeweiligen Internetseiten, Vereins- beziehungsweise Verbandszeitungen, Veranstaltungen oder Fachvorträge von Experten. Die Selbsthilfetreffen finden oft in Regionalgruppen statt und/oder online. Beispiele für Selbsthilfeorganisationen sind die Tourette-Gesellschaft Deutschland e.V., Schatten und Licht e.V. oder die Deutsche DepressionsLiga e.V.

Was sind Gesprächsselbsthilfegruppen?

Gesprächsselbsthilfegruppen finden meist in Form von (kleineren) Gesprächskreisen statt. Jene organisieren sich oft selbst, ohne Verein oder Verband. Die Selbsthilfegruppen treffen sich in der Regel vor Ort, mitunter auch online – hier kann die Nachfrage sehr groß sein. In diesen Gruppen begegnen sich Menschen mit verschiedensten Problemen oder Erkrankungen, etwa Menschen mit Ängsten, Zwängen, Verlusterfahrungen, Borderline-Betroffene oder Borderline-Angehörige. Die Teilnehmenden teilen ihre Erfahrungen oder tauschen Informationen aus, zum Beispiel über Behandlungsmöglichkeiten oder Kliniken.

Was sind Anonymous-Gruppen oder Zwölf-Schritte-Gruppen?

Anonymous-Gruppen oder Zwölf-Schritte-Gruppen arbeiten spirituell, basierend auf dem Zwölf-Schritte-Programm. Dieses stammt von den Anonymen Alkoholikern (AA) und wurde von anderen Anonymous-Gruppen in angepasster Form übernommen. Die Teilnehmenden finden ihre Kraft in der Gemeinschaft – mittels der zwölf Schritte. In den zwölf Schritten wird sich auf eine höhere Macht berufen oder auf Gott, wie die Einzelnen diesen verstehen, um in die Genesung zu kommen. Die Gruppentreffen heißen Meetings und unterscheiden sich unter anderem im Ablauf von Selbsthilfeorganisationen und Gesprächsselbsthilfegruppen. In den Meetings wird sich geduzt und der Vorname genannt, der Nachname ist nicht relevant. Die Redezeit der Teilnehmenden ist meist auf einige Minuten begrenzt. Es wird nur aus der Ich-Perspektive gesprochen und das Gesagte wird nicht kommentiert. Ratschläge und Kritik sind nicht erwünscht. Anonymous-Gruppen sind eigenständig, ohne Verein oder Verband, und finanzieren sich durch eigene Spenden. Sie setzen verschiedene thematische Schwerpunkte, dabei spielt »Sucht« häufig eine Rolle. Die Meetings können in Präsenz und/oder online stattfinden.

Das Zwölf-Schritte-Programm der Anonymen Alkoholiker

Die Gründung der Anonymen Alkoholiker (AA) geht auf Bill W. und Dr. Bob, zwei hoffnungslose Trinker, zurück. Bill W. war ein gescheiterter Börsenmakler und Dr. Bob war Arzt.

Nach etlichen Klinikaufenthalten und von den Ärzten aufgegeben, meldete sich bei Bill W. ein alter Freund, der mithilfe der Spiritualität nüchtern geworden war. Für Bill W. war dies der Wendepunkt. Er erlebte, wie hilfreich die Gespräche mit diesem gleichgesinnten Freund waren und was Spiritualität bewirken konnte. Bill W. wurde nüchtern – und um es zu bleiben, half es ihm, diese Erfahrung an andere weiterzugeben. An diejenigen, die es brauchten und die es wollten. Kurz: Es half ihm, anderen zu helfen, nüchtern zu bleiben. So traf Bill W. schließlich auf Dr. Bob. Und sie beide gingen auf einen Dritten zu, womit 1935 die erste AA-Gruppe entstand.

Bill W. und Dr. Bob bildeten eine Gemeinschaft, bestehend aus Alkoholikern – die Ähnliches hinter sich hatten und das Erlebte entsprechend nachempfinden konnten, die also dieselbe Sprache sprachen. Sie stützten sich gegenseitig und verhalfen sich zu Nüchternheit und Genesung. Hierzu nutzten sie neben dem Erfahrungsaustausch die Spiritualität und entwickelten das Zwölf-Schritte-Programm. In ihren Meetings beriefen sie sich mittels dieser zwölf Schritte auf eine höhere Macht, die ihnen die Kraft gab, sich ihre Fehler und Mängel einzugestehen, eine Art Inventur durchzuführen, um zu verändern und wieder Verantwortung für ihr Leben zu übernehmen. Nachdem zum Beispiel im ersten der zwölf Schritte zugegeben wurde, dem Alkohol gegenüber machtlos zu sein und das Leben nicht mehr meistern zu können.

Genesung durch Gemeinschaft und Spiritualität

Bei dieser Gemeinschaft von Alkoholikern handelte es sich nicht etwa um eine Religionsgemeinschaft oder um eine Sekte, sondern vielmehr um eine Gemeinschaft, die sich an eine höhere Macht (größer als sie selbst) oder an einen Gott wandte, wie sie beziehungsweise die Einzelnen diesen verstanden.

Das Konzept von Bill W. und Dr. Bob erwies sich bald als so erfolgreich, dass sich die Anonymen Alkoholiker über die Landesgrenzen hinweg ausbreiteten. Darauf entstanden weitere Gruppen, die die zwölf Schritte der AA (angepasst) übernahmen – zuerst zum Beispiel Al-Anon (Alcoholics Anonymous Family Groups; Angehörige und Freunde von Alkoholikern), später dann CoDa (Co-Dependents Anonymous; Anonyme Co-Abhängige), EA (Emotions Anonymous; Anonyme Gruppen für Emotionale Gesundheit), NA (Narcotics Anonymous; Anonyme Gruppen für Drogenabhängige) oder BA (Borderliners Anonymous; Anonyme Borderliner).

Gelassenheitsspruch der Zwölf-Schritten-Gruppen

Gott gebe mir die Gelassenheit,
Dinge hinzunehmen, die ich nicht ändern kann,
den Mut, Dinge zu ändern, die ich ändern kann,
und die Weisheit, das eine vom anderen zu unterscheiden.

Reinhold Niebuhr, dt. Übersetzung

Welche Selbsthilfegruppen für Borderline-Angehörige?

Zunächst ist es günstig, die eigenen thematischen Schwerpunkte herauszufiltern – unabhängig von der Art der Selbsthilfegruppe. Handelt es sich tatsächlich nur um ein Thema? Oder um ein Thema mit mehreren Facetten? Oder geht es um mehrere belastende Themen? Wobei es mitunter auch zu Überschneidungen kommen kann.

Je nach Themenschwerpunkt fällt die Wahl vielleicht auf eine Gesprächsselbsthilfegruppe für Borderline-Angehörige. Während für die einen nun diese SHG ausreichend ist, benötigen die anderen vielleicht zudem noch eine SHG für Burn-out oder Ängste.

Wieder andere bevorzugen möglicherweise eher eine Zwölf-Schritte-Gruppe und entscheiden sich wegen ihres Co-abhängigen Verhaltens für CoDa (Anonyme Co-Abhängige). Daneben spielen vielleicht Alkohol oder andere Süchte (stofflich oder nicht stofflich) eine Rolle. So können mitunter weitere Gruppen infrage kommen, zum Beispiel AA (Anonyme Alkoholiker), Al-Anon (Angehörige und Freunde von Alkoholikern), NA (Anonyme Drogenabhängige) oder AAS (Anonyme Arbeitssüchtige).

Bei der Suche nach der oder den passenden Selbsthilfegruppen, kann das Internet behilflich sein oder Kontaktstellen wie NAKOS.de (siehe Internetquellen S. 148). Sie können an den für Sie infrage kommenden Gruppentreffen auch teilnehmen und ausprobieren, was für Sie stimmig ist.

Borderline-Trialog

Der Begriff Trialog meint den Austausch zwischen drei (griech. *tri*) Personen oder Gruppen. Beim Borderline-Trialog geht es um den gleichberechtigten Austausch von Betroffenen, Angehörigen und Fachleuten. Durch das Teilen von Wissen und Erfahrungen können die Einzelnen voneinander lernen – mit dem Ziel, das gegenseitige Verständnis zu fördern.

Borderline-Trialoge werden bundesweit angeboten, in Präsenz oder online. Mitunter finden Trialoge zu verschiedenen Themen statt, zum Beispiel Borderline und Skills, Borderline und Selbstverletzung, Umgang mit Emotionen, Umgang mit Suizidalität, Selbstfürsorge, Ressourcen oder Borderline und Schule/Ausbildung/Beruf. Die Teilnahme ist in der Regel kostenlos.

Hilfe von außen

Manchmal kann schon ein anderer Blickwinkel für Klarheit sorgen. Und manchmal kann professionelle Unterstützung notwendig sein, um belastende Situationen oder Krisen zu meistern, oder auch, um funktionelle familiäre Zusammenhänge zu verstehen und Lösungsansätze zu finden.

Soziale Kontakte

Angehörige von Borderline-Betroffenen können mitunter so sehr mit ihrem Gegenüber und einem »funktionierenden« Alltag beschäftigt sein, dass nicht nur sie selbst viel zu kurz kommen, sondern auch der Freundes- und Bekanntenkreis. Darüber hinaus spielen vielleicht verschiedene Ängste eine Rolle, etwa die Angst sich mitzuteilen, über Gefühle offen zu reden oder die Angst vor Ablehnung und mangelndem Verständnis.

Gleichwohl können Freundinnen und Freunde Vertrauenspersonen sein, die das Leben bereichern. Und manchmal kann schon ein kurzer Austausch, ein Telefonat mit einer guten Freundin oder ein Kaffeeplausch mit einem Freund für Entlastung sorgen. Ein Freundeskreis muss nicht groß sein, um Stabilität und Sicherheit zu geben oder einen sicheren Rahmen darzustellen.

Bisweilen können Freundinnen oder Freunde oder andere (gute) Sozialkontakte auch eine vermittelnde Position einnehmen, etwa bei Missverständnissen oder Verständigungsschwierigkeiten zwischen Angehörigen und Betroffenen. Bei sich verschärfenden Konflikten können unter Umständen jedoch eher weniger involvierte Personen zu einer Entspannung beitragen.

Möglichkeiten professioneller Unterstützung

Wenn gute Gespräche mit Freundinnen oder Freunden nicht mehr ausreichen und Selbsthilfemaßnahmen ins Stocken geraten, kann psychotherapeutische Unterstützung angebracht sein. Allerdings ist es nicht leicht, sich einen Weg durch das Dickicht von Therapieangeboten zu bahnen. Eine Menge psychischer Probleme gründen in der Kindheit, andere entwickeln sich später und doch greift einiges ineinander oder begünstigt sich. Die Symptome können vielfältig sein und der Verlauf und das Behandlungsziel mehr oder weniger individuell. Dementsprechend groß ist die Auswahl an psychotherapeutischen Verfahren und Ansätzen.

Grob unterschieden werden etwa psychoanalytische Verfahren, tiefenpsychologisch fundierte Verfahren, verhaltenstherapeutische Verfahren, humanistische Verfahren oder systemische Verfahren. Daneben gibt es noch eine Reihe anderer Möglichkeiten, zum Beispiel körpertherapeutische Verfahren wie die Craniosacrale Therapie oder auch alternative Möglichkeiten wie die Psycho-Kinesiologie nach Dr. Klinghardt. Im Folgenden wird der systemische Ansatz näher beleuchtet.

Wie sich das systemische Denken unterscheidet

Bei den meisten Psychotherapieverfahren steht die Person im Mittelpunkt, die wegen ihres Problems oder ihres Symptoms in die Beratung kommt. Dementsprechend wird diese Person behandelt, damit sie (sich) verändern und ihr Problem ablegen kann. Dabei wird das soziale Umfeld, in dem die Person sich befindet, etwa die Familie, meist nicht miteinbezogen.

Der systemische Ansatz hingegen betrachtet die Person und ihr soziales Umfeld in ihrer Gesamtheit. Das soziale Umfeld, in dem eine Person sich befindet, wird als System bezeichnet. Dies kann zum Beispiel die Familie sein, eine Partnerschaft, eine Schulklasse, ein kollegiales Team oder andere Teams und Gruppen. Die Person ist also Teil des Systems. Und dieses System beziehungsweise dessen Mitglieder beeinflussen sich gegenseitig. Die einzelnen Mitglieder nehmen innerhalb eines Systems bestimmte Rollen und Funktionen ein, woraus sich ihr Verhalten und ihr Handeln ergibt. So wird im systemischen Denken nicht nur die Person mit ihrem Problem oder Symptom behandelt, sondern das gesamte System – das Problem oder Symptom geht sozusagen alle an. Und innerhalb des sozialen Systems, zu dem auch die Person gehört, wird nach Erklärungen und Veränderungs- und Lösungsansätzen gesucht.

Wie sich das systemische Denken entwickelte

Das systemische Denken geht nicht auf eine bestimmte Begründerin oder einen Begründer zurück, wie etwa die Psychoanalyse auf Sigmund Freud. Vielmehr wurden bis in die 1950er-Jahre zumeist Verfahren angewandt, bei denen eine Person im Mittelpunkt stand. Der dauerhafte Behandlungserfolg bei psychotischen Patientinnen und Patienten blieb jedoch häufig aus – nach erster Besserung kam es zu Rückfällen. Die Behandelnden erkannten einen familiären Zusammenhang und fingen an, die Bezugspersonen miteinzubeziehen. Diesen Zusammenhang erkannten verschiedene Behandelnde zur selben Zeit, verteilt in der ganzen Welt und ohne voneinander zu wissen. So entwickelte sich nach und nach die Familientherapie – maßgeblich zunächst in den USA. Einfluss nahmen zum Beispiel Gregory Bateson, Virginia Satir oder Paul Watzlawick. Aus der Familientherapie wiederum entstand die systemische Therapie beziehungsweise systemische Beratung.

Systemische Therapie und systemische Beratung

Erst seit 2020 zählt die systemische Therapie zu den wissenschaftlich anerkannten psychotherapeutischen Verfahren und die Kostenübernahme kann gegebenenfalls durch die gesetzlichen Krankenkassen erfolgen. Das systemische Denken verbreitete sich jedoch weit vorher in vielen Bereichen mit großem Erfolg, etwa in der Sozialarbeit und anderen helfenden Berufen. Hieraus ergab sich die systemische Beratung, obgleich die Übergänge fließend sind. Die Anwendenden durchlaufen in der Regel eine entsprechende Ausbildung.

Möglichkeiten und Methoden systemischer Beratung

Systemische Beratung kann auf verschiedenste Weise und mittels verschiedenster Methoden und Techniken erfolgen, zum Beispiel dem Reframing (Umdeutung oder einen neuen Rahmen geben). Ausgehend etwa davon, dass Wirklichkeiten nicht objektiv, sondern individuell sind, und sich jede Person die Wirklichkeit konstruiert, die für sie stimmig ist. Die unterschiedlichen Wirklichkeitskonstruktionen beziehungsweise das Festhalten an der eigenen Wirklichkeitskonstruktion der Personen beeinflussen nun das jeweilige soziale System. Allerdings sind die konstruierten Wirklichkeiten nicht für immer festgeschrieben und Sichtweisen veränderbar.

Zu den weiteren Methoden zählt etwa das Genogramm. In einem Genogramm wird das Familiensystem grafisch dargestellt und erfasst dabei, ähnlich einem Familienstammbaum, mehrere Generationen. So können beispielsweise transgenerationale Traumata oder auch ungelöste familiäre Konflikte nachvollzogen werden.

Systemische Beratung kann, je nach Anliegen und Methode, mit mehreren Personen oder im Einzelsetting stattfinden.

Was sind Systemaufstellungen?

Systemaufstellungen sind eine Möglichkeit, um soziale Beziehungen räumlich sicht- und wahrnehmbar zu machen. Hierbei stellt eine Person sich selbst und die anderen Personen des Systems so in den Raum, wie sie sich und die anderen erlebt, zum Beispiel: Wer steht neben wem? Auf diese Weise können Strukturen oder Dynamiken des Systems deutlich werden, aber auch Lösungsansätze.

Sofern die Aufstellung in einer Gruppe erfolgt, wählt die aufstellende Person stellvertretende Personen für die Mitglieder ihres Systems aus. Im Einzelsetting können statt stellvertretender Personen auch etwa Figuren eingesetzt werden. Je nach Anliegen können zum Beispiel die Gegenwartsfamilie oder Partnerschaften, das Herkunftssystem oder generationenübergreifende Themen und Muster aufgestellt werden.

DBT-Familienskills

Bei der Behandlung von Borderline wird die DBT (Dialektisch-Behaviorale Therapie) nach Marsha Linehan sehr erfolgreich eingesetzt. Linehan geht davon aus, dass eine Störung der Emotionsregulation das Hauptproblem der Erkrankung darstellt. Den Betroffenen fällt es schwer, mit ihren Gefühlen adäquat umzugehen oder diese zu steuern, woraus sich vieles Weitere ergibt. Hierbei wirken mehrere Umstände zusammen. Zum einen eine angeborene, erhöhte emotionale Empfindlichkeit der Betroffenen und zum anderen ein invalidierendes, also ein entwertendes oder nicht wertschätzendes soziales Umfeld. In diesem werden die Gefühle und Bedürfnisse der Kinder oft nicht gewürdigt, bestraft, verdreht oder ignoriert.

Der DBT- und Familientherapeut Alan Fruzzetti (USA) erweitert diesen Ansatz nun – und bezieht die Angehörigen in die Behandlung nach DBT mit ein. In Zusammenarbeit mit Marsha Linehan entwickelte er einen DBT-Ansatz für Angehörige, um Konfliktspiralen zwischen Betroffenen und Angehörigen zu verhindern oder zu durchbrechen. Dies gelingt etwa mithilfe spezieller Familienskills (Fähigkeiten).

Angehörige werden in die Behandlung nach DBT eingebunden

Laut Fruzzetti beeinflussen sich die Borderline-Betroffenen und das soziale Umfeld gegenseitig. Auf die Art und Weise, wie eine Person denkt, fühlt und handelt, reagiert eine andere Person – und umgekehrt. So nehmen die Schwierigkeiten der Betroffenen und ein invalidierendes soziales Umfeld wechselseitig Einfluss aufeinander. Dieses Wechselspiel kann zur Entstehung und Aufrechterhaltung einer Borderline-Problematik beitragen, aber auch für Belastungen der Angehörigen sorgen.

Durch das Einbinden der Angehörigen kommt es zu einer verbesserten Verständigung innerhalb der Familie, was sich auf den Behandlungserfolg der Betroffenen wie auch auf das Familienwohl auswirkt. Die Integration der Angehörigen findet etwa im Rahmen des Family Connections-Programms und der DBT-Familientherapie statt.

Was ist das Family Connections-Programm?

Das Family Connections-Programm ist ein Gruppenprogramm, das sich ausschließlich an die Angehörigen Borderline-Betroffener richtet, etwa an Partnerinnen und Partner oder Eltern. Das Programm soll Leid, Kummer, Belastungen oder Depressionen der Angehörigen reduzieren und das eigene Wohlbefinden, die familiäre Interaktion und die Beziehung zu den jeweiligen Betroffenen verbessern.

Neben der Wissens- und Informationsvermittlung rund um die Borderline-Problematik und die funktionellen Familienzusammenhänge steht die Vermittlung verschiedener Skills obenan. Bei den Skills handelt es sich um spezifisch entwickelte Familien- und Beziehungs-Skills: Achtsamkeit in der Beziehung, Validierung, Problemmanagement sowie Akzeptanz und Nähe. Ferner werden individuelle Skills der

Standard-DBT eingesetzt, vornehmlich der Bereiche Emotionsregulation, Kommunikation und Achtsamkeit. Die Skills helfen den Angehörigen in vielerlei Hinsicht, zum Beispiel im Umgang mit den emotionalen Reaktionen der Betroffenen, im Aufbau von Vertrauen gegenüber den Betroffenen, im Umgang mit Problemen oder bei der Regulation der eigenen Gefühle gegenüber den Betroffenen. Zudem erfahren die Angehörigen durch den Austausch in der Gruppe Anteilnahme, Unterstützung und Verständnis.

Das Family Connections-Programm umfasst zwölf Sitzungen zu je zwei Stunden. Es besteht aus sechs Modulen, die jeweils praktische Übungen und Hausaufgaben einschließen. Die Gruppen können von Fachpersonal, aber auch von entsprechend geschulten Angehörigen geleitet werden.

Was ist DBT-Familientherapie?

In die DBT-Familientherapie werden die Borderline-Betroffenen und die Partnerinnen und Partner oder Eltern gleichermaßen einbezogen, aber auch etwa die Geschwister oder Großeltern. Hier werden ebenfalls die in den Angehörigengruppen des Family Connections-Programms angewandten Familien-Skills vermittelt – den Betroffenen und den Angehörigen – sowie darüber hinaus individuelle Skills aus der Standard-DBT. Die Skills sollen die gegenseitige Unterstützung verstärken und die familiäre Beziehung verbessern – die Vermittlung geschieht durch Therapeutinnen und Therapeuten. In der Regel befinden sich die Betroffenen zudem in der DBT-Einzeltherapie. Mittels der DBT-Familientherapie kann es nun gelingen, positiv auf ein invalidierendes Familienumfeld hin zu einem validierenden und auf die DBT-Einzeltherapie einzuwirken.

Die DBT-Familientherapie und der Einsatz von Familien-Skills bieten sich an, wenn die Angehörigen etwa das dysfunktionale Verhalten der Betroffenen auslösen, verstärken oder etwaige Fortschritte ignorieren oder gar bestrafen. Vielleicht kritisieren oder bewerten Angehörige die Betroffenen oder machen ihnen Vorwürfe und jene reagieren darauf, zum Beispiel mit Selbstverletzung, Substanzmissbrauch oder Rückzug.

Glossar

AA: Anonyme Alkoholiker

Affekte: kurzzeitige und intensive Gefühlsregungen, zum Beispiel Wut oder Freude

Akute Belastungsreaktion: Hierbei kommt es zu Gefühlen von Betäubung, Bewusstseinseinengung oder Verzweiflung als Reaktion auf eine akute Krise wie Gewalt, Trennung oder Tod eines Familienangehörigen; jenes Ereignis stellt eine ernsthafte Bedrohung für Betroffene dar – und geht mit dem Erleben einer außergewöhnlichen psychischen oder physischen Belastung einher. Die akute Belastungsreaktion bildet sich meist innerhalb von Stunden oder wenigen Tagen zurück.

Ambivalenz: Zerrissenheit der Gefühle beziehungsweise gleichzeitiges Bestehen gegensätzlicher Gefühle, zum Beispiel Liebe und Hass

Ankern: Technik des NLP; beim Ankern wird ein Reiz mit einer Reaktion verknüpft, sodass etwa ein bestimmtes Gefühl mit einem Bild, einem Ton oder einer Berührung verbunden ist; das Ankern nutzen zum Beispiel Sportlerinnen und Sportler häufig, um in Situationen, in denen sie blockiert sind, auf Ressourcen zuzugreifen.

Anpassungsstörung: Kann sich im Rahmen belastender Lebensereignisse oder Lebensveränderungen wie familiären Schwierigkeiten, Trennung, Umzug oder Jobverlust einstellen und bis zu sechs Monate andauern; dabei kann es zu depressiver Verstimmung, Ängsten und eingeschränkter Leistungsfähigkeit kommen, was die soziale Aktivität beeinträchtigt.

Autoimmun- bzw. Autoaggressionserkrankung: Hierbei richtet sich das Immunsystem gegen körpereigene Strukturen; der Körper richtet sich sozusagen gegen sich selbst, zum Beispiel Morbus Crohn (chronisch-entzündliche Darmerkrankung).

DBT (Dialektisch-Behaviorale Therapie): spezifische Psychotherapie bei Borderline

Emotionale Erpressung: Dabei manipuliert eine Person eine andere durch Gefühle, um zu bekommen, was sie will, zum Beispiel durch das Erzeugen von Schuldgefühlen oder Angst machen.

Evidenz: nachgewiesene Wirksamkeit

Flashbacks: wiederkehrende, sich plötzlich aufdrängende Erinnerungen an ein traumatisches Ereignis.

Generalisierte Angst: Ständig vorhandene Sorge und Ängstlichkeit, die sich auf alle Lebensbereiche bezieht.

Identitätsdiffusion: Nach Kernberg ein fehlendes stabiles Konzept von sich selbst und von anderen wichtigen Personen.

Invalidieren: Bedeutet eigentlich »ungültig machen«; bezieht sich in der DBT auf ein entwertendes oder nicht wertschätzendes soziales Umfeld.

Komorbidität: Begleiterkrankung beziehungsweise ein oder mehrere weitere Krankheitsbilder, die zusätzlich zu einer definierten Grunderkrankung auftreten.

Kognition: Alle Vorgänge, die mit Wahrnehmen und Erkennen zu tun haben.

MBT (Mentalisierungsbasierte Psychotherapie): spezifische Psychotherapie bei Borderline

Modelling: Technik des NLP; beim Modelling fungiert ein Mensch mit einer Spitzenleistung als Modell – und nachdem ein anderer die Muster und Strukturen dessen Denkens und Handelns analysiert hat, kann er diese Leistung ebenfalls realisieren.

Neurose: Betroffene sind sich ihrer psychischen Probleme, zum Beispiel Ängste oder Zwänge, bewusst und die Realitätskontrolle ist stets vorhanden; die psychischen Beschwerden haben keine organische Ursache.

Panikattacke: Plötzliche Angst, die wiederholt überhandnimmt und sich anfallsartig bis hin zur Panik steigert; die Zustände von Angst beziehungsweise Panik kommen »aus dem Nichts« und gehen mit körperlichen Beschwerden wie Herzrasen, Zittern, Schwindel, Schwitzen, Benommenheit, Atemnot, Schmerzen oder Enge in der Brust einher; die Symptome erreichen innerhalb kürzester Zeit ihren Gipfel und werden als lebensbedrohlich empfunden.

Promiskuitives Verhalten: Sex mit häufig wechselnden Personen.

Psychoedukation: Aufklärung der Betroffenen (und Angehörigen) über eine Erkrankung, um für mehr Verständnis – auch im Umgang mit einer Erkrankung – zu sorgen.

Psychose: Der Realitätsbezug ist zumindest kurzfristig gestört oder geht verloren, zum Beispiel bei Halluzinationen.

Psychosomatisch: Wiederkehrende oder anhaltende körperliche Beschwerden, für die keine körperliche Ursache gefunden werden kann – durch das Zusammenspiel von Körper und Seele können psychische Belastungen zu körperlichen Beschwerden führen.

Resilienz: Maß der psychischen Widerstandskraft einer Person beziehungsweise die Fähigkeit einer Person, schwierige Lebenssituationen durchzustehen, ohne selbst psychisch zu erkranken.

Ressourcen: Gesamte Reserven und Fähigkeiten, die einer Person zur Verfügung stehen, um schwierige Situationen, Belastungen oder Krisen leichter zu bewältigen und negative Einflüsse zu reduzieren.

reversibel: umkehrbar

S3-Leitlinie: Wird von wissenschaftlichen medizinischen Fachgesellschaften erstellt, welche Empfehlungen zu Diagnostik, Therapie und Prävention einer bestimmten Erkrankung geben (hier Borderline).

Schematherapie: spezifische Psychotherapie bei Borderline

Skills: Fertigkeiten oder Fähigkeiten, die dabei helfen können, mit schwierigen Situationen und/oder Gefühlen umzugehen.

Sozialphobie: Die Angst, von anderen Menschen bewertet zu werden, kann zu Angst vor Menschen und sozialen Situationen bis hin zu völliger Isolation führen.

Stress: Die Beanspruchung oder Anspannung einer Person durch innere oder äußere Reize (sogenannte Stressoren), welche mit körperlichen und psychischen Reaktionen einhergehen kann. Unterschieden werden Eustress und Disstress.

Stressoren: Reize, die eine Stressreaktion auslösen.

Symbiose: »Verschmelzung« zwischen Mutter und Kind

TFP (Übertragungsfokussierte Psychotherapie): spezifische Psychotherapie bei Borderline

Trigger: auslösende Reize

Vigilanzsteigerung: gesteigerte Aufmerksamkeit oder Wachsamkeit und Reaktionsbereitschaft, zum Beispiel bei posttraumatischer Belastungsstörung (PTBS)

WHO: engl. World Health Organization; Weltgesundheitsorganisation

Zwänge: Zeichnen sich durch bestimmte wiederkehrende, sich aufdrängende Gedanken und/oder bestimmte Handlungen aus, die fortwährend wiederholt werden müssen und zumeist der Kontrolle dienen; Zwangsgedanken und/oder Zwangshandlungen (häufig in Kombination) lassen sich nicht mehr willentlich beeinflussen und nehmen überhand, obgleich Betroffene wissen, dass diese übertrieben und unbegründet sind, zum Beispiel Wiederholungs-, Kontroll- oder Reinigungszwänge.

Verwendete Literatur

Berne E. Spiele der Erwachsenen. Psychologie der menschlichen Beziehungen. Hamburg 2021.

Berne E. Was sagen Sie, nachdem Sie ›Guten Tag‹ gesagt haben? Psychologie des menschlichen Verhaltens. Frankfurt am Main 1997.

»Blaues Buch«. Anonyme Alkoholiker. Ein Bericht über die Genesung alkoholkranker Männer und Frauen. München 2007.

Bschor T, Grüner S. Psychiatrie fast. Grünwald 2021.

Dahlke R. Krankheit als Chance. Ganzheitliche Wege zur Selbstheilung. München 2014.

Dilling H, Freyberger HJ. ICD-10. Taschenführer zur ICD-10-Klassifikation psychischer Störungen. Bern 2021.

Falkai P, Laux G, Deister A, Möller HJ. Duale Reihe. Psychiatrie, Psychosomatik und Psychotherapie. Stuttgart 2022.

Flassbeck J. Co-Abhängigkeit. Diagnose, Ursachen und Therapie für Angehörige von Suchtkranken. Stuttgart 2010.

Forward S, Frazier D. Emotionale Erpressung. Wenn andere mit Gefühlen drohen. München 2000.

Franke R-M, Franke R. MET-Klopftherapie in der Praxis. Handbuch für Therapeuten und Coaches. Stuttgart 2019.

Franke R, Franke R. Sorgenfrei in Minuten. Klopfen Sie sich gesund und glücklich mit MET. München 2012.

Hargens J. Systemische Therapie ... und gut. Ein Lehrstück mit Hägar. Dortmund 2006.

Harries TA. Ich bin o.k. Du bist o.k. Wie wir uns selbst besser verstehen und unsere Einstellung zu anderen verändern können – Eine Einführung in die Transaktionsanalyse. Reinbek bei Hamburg 2023.

Holler I. Trainingsbuch Gewaltfreie Kommunikation. Abwechslungsreiche Übungen für Selbststudium und Seminare. Paderborn 2016.

Kreismann JJ, Straus H. Ich hasse Dich – Verlass mich nicht. Die schwarzweiße Welt der Borderline-Persönlichkeit. München 2012.

Lawson CA. Borderline-Mütter und ihre Kinder. Wege zur Bewältigung einer schwierigen Beziehung. Gießen 2018.

Leucht S, Förstl H. Kurzlehrbuch Psychiatrie und Psychotherapie. Stuttgart 2018.

Lieb K, Frauenknecht S. Intensivkurs Psychiatrie und Psychotherapie. München 2019.

Mellody P. Verstrickt in die Probleme anderer. Über die Entstehung und Auswirkung von Co-Abhängigkeit. München 2004.

Rosenberg MB. Gewaltfreie Kommunikation. Eine Sprache des Lebens. Paderborn 2016.

Schmidt R. Immer richtig miteinander reden. Transaktionsanalyse in Beruf und Alltag. Paderborn 2005.

Szomoru S. Partnerbeziehung als Brutstätte von Borderline. Borderline-Persönlichkeiten und das Leid ihrer Angehörigen. München 2013.

Trasselli C, von Auer AK, Gunia H. DBT-Familienskills. Ein Praxisleitfaden. Göttingen 2022.

Ulsamer B, Blickhan C. NLP für Einsteiger. Neuro-Linguistisches Programmieren leicht gemacht. Offenbach 2000.

Wegscheider-Cruse S, Cruse J. Understanding Codependency. The Science Behind It and How to Break the Cycle. Deerfield Beach, Florida, 2012.

Wilson Schaef A. Co-Abhängigkeit. Die Sucht hinter der Sucht. München 2008.

Internetquellen

(Stand: 10.03.2025)

Al-Anon. Familiengruppen. Webseite. Aufgerufen unter: al-anon.de

CoDa Deutschland e. V. Webseite. Aufgerufen unter: coda-deutschland.de

DGSF. Webseite. Aufgerufen unter: dgsf.org

NAKOS. Wir stärken Selbsthilfe. Webseite. Aufgerufen unter: NAKOS.de

S3-Leitlinie Borderline-Persönlichkeitsstörung (Version 2.0; Stand: 14.11.2022). AWMF online. Portal der wissenschaftlichen Medizin. Leitlinie. Aufgerufen unter: register.awmf.org/de/leitlinien/detail/038–015

SG. Systemische Gesellschaft. Webseite. Aufgerufen unter: systemische-gesellschaft.de

Landsiedel. World of NLP. Webseite. Aufgerufen unter: world-of-nlp.com

Stichwortverzeichnis

Empfehlungen von Christa Windmüller

Hilfetelefone – anonym und kostenlos

Kinder- und Jugendtelefon: 116 111
(Nummer gegen Kummer)

Elterntelefon: 0800 111 0 550
(Nummer gegen Kummer)

Sexueller Missbrauch: 0800 22 55 530

Gewalt gegen Frauen: 0800 116 016

Telefonseelsorge – anonym, kostenlos, rund um die Uhr (zum Beispiel Suizidprävention, Einsamkeit, Krise)

0800 1110111 oder

0800 1110222 oder

116123

Weiterführendes zur MET-Klopftherapie:

(Stand: 08.07.2025)

Rainer Franke (13.12.2019). Webinar: So stärkst du die 5 Säulen bei dir (MIT LIVE ÜBUNG ZUM AUFLÖSEN EINER ANGST!). YouTube-Video. Aufgerufen unter: www.youtube.com/watch?v=_nAU6m5jg9Y

Rainer Franke (03.12.2022). In 7 Schritten zu körperlicher Gesundheit.(funktioniert wirklich!). YouTube-Video. Aufgerufen unter: www.youtube.com/watch?v=6Z_VIRcRsk4

Rainer Franke (03.04.2019). Wie und wo genau sollte man bei der MET-Klopftherapie klopfen, egal bei welchem Thema? YouTube-Video. Aufgerufen unter: www.youtube.com/watch?v=lZNY3nKgA9E

Franke Rainer und Regina: 100 Situationen, in denen Sie klopfen sollten. Die Stürme des Alltags meistern mit MET-Klopftherapie. Heyne Verlag 2014.

Bibliografische Information der Deutschen Nationalbibliothek
Die Deutsche Nationalbibliothek verzeichnet diese Publikation in der Deutschen Nationalbibliografie; detaillierte bibliografische Daten sind im Internet über dnb.d-nb.de abrufbar.

Programmplanung: Celestina Filbrandt
Projektmanagement: Elisa Salemi
Redaktion: Dr. Sabine Klonk
Bildredaktion: Marie Crämer
Umschlaggestaltung: © Thieme
Layout: CYCLUS · Visuelle Kommunikation, Stuttgart

Bildnachweis:
Fotos im Innenteil:
Covermotiv: @ bwiselizzy/stock.adobe.com – edited by Thieme
Autorinnenfoto: privat
Zeichnungen: WEYOU GmbH
Die abgebildeten Personen haben in keiner Weise etwas mit dem Thema zu tun.

1. Auflage 2025

TRIAS Verlag in Georg Thieme Verlag KG
Oswald-Hesse-Straße 50, 70469 Stuttgart

Satz und Repro: Fotosatz Buck, Kumhausen
Druck: AZ Druck und Datentechnik GmbH, Kempten

Gedruckt auf chlorfrei gebleichtem Papier
Printed in Germany

ISBN 978-3-432-12075-1
eISBN (ePub) 978-3-432-12076-8

1 2 3 4 5 6

FSC www.fsc.org MIX Papier | Fördert gute Waldnutzung FSC® C008457

Unsere Umwelt ist uns wichtig!
Papier aus nachhaltigen und kontrollierten Quellen
Druck in Deutschland mit kurzen Lieferwegen
Druckereien mit hohen Ansprüchen an Ökologie

TRIAS, einer der führenden Ratgeberverlage im Bereich Gesundheit, gehört zur Thieme Gruppe, marktführender Anbieter medizinischer Fachinformationen und Services. Anspruch der Thieme Gruppe ist es, den im Gesundheitswesen tätigen Berufsgruppen sowie allen an Gesundheit Interessierten genau die Informationen und Angebote bereitzustellen, die sie in einer bestimmten Arbeitssituation oder Lebensphase benötigen. Durch die hohe Qualität und zielgruppenspezifische Relevanz der angebotenen Leistungen bereitet Thieme den Weg für eine bessere Medizin und mehr Gesundheit im Leben.

Thieme